Hajot kaur Mann

Iogurte probiótico e coração saudável

Hajot kaur Mann

Iogurte probiótico e coração saudável

Rumo ao coração e à saúde

ScienciaScripts

Imprint
Any brand names and product names mentioned in this book are subject to trademark, brand or patent protection and are trademarks or registered trademarks of their respective holders. The use of brand names, product names, common names, trade names, product descriptions etc. even without a particular marking in this work is in no way to be construed to mean that such names may be regarded as unrestricted in respect of trademark and brand protection legislation and could thus be used by anyone.

Cover image: www.ingimage.com

This book is a translation from the original published under ISBN 978-620-2-00876-1.

Publisher:
Sciencia Scripts
is a trademark of
Dodo Books Indian Ocean Ltd. and OmniScriptum S.R.L publishing group

120 High Road, East Finchley, London, N2 9ED, United Kingdom
Str. Armeneasca 28/1, office 1, Chisinau MD-2012, Republic of Moldova, Europe
Printed at: see last page
ISBN: 978-620-7-62364-8

ÍNDICE DE CONTEÚDOS

CAPÍTULO I

INTRODUÇÃO

No entanto, a microflora intestinal, invisível e despercebida, tem milhões de bactérias que fazem do nosso trato gastrointestinal a sua casa. Embora associemos frequentemente as bactérias a doenças, o tipo correto de bactérias no intestino protege-nos de qualquer doença. Os probióticos, presentes em produtos alimentares e suplementos dietéticos, são uma das bactérias boas. Os probióticos, que significa "para a vida", são utilizados há séculos como componentes naturais de alimentos que promovem a saúde. [th]A observação original do papel positivo desempenhado por certas bactérias foi introduzida pela primeira vez por um cientista russo, galardoado com o Prémio Nobel, Elie Metchnikoff, que no início do século XX sugeriu que a vida longa e saudável dos camponeses búlgaros se devia ao consumo de produtos lácteos fermentados. Ele acreditava que o consumo do Bacillus fermentador (Lactobacillus) tinha uma influência positiva na microflora do cólon, diminuindo assim as actividades microbianas tóxicas (Survarna e Boby 2005). Foi também o primeiro a recomendar a ingestão de culturas vivas de microrganismos, as bactérias do ácido lático (BAL), cujo papel natural era evitar a "putrefação". Desde então, tem sido efectuada uma investigação considerável no domínio dos "probióticos".

O Lactobacillus acidophilus (que significa *bactéria do leite que adora ácido)* é uma espécie do género *Lactobacillus. L. acidophilus* é uma espécie homofermentativa, que fermenta açúcares em ácido lático, que cresce facilmente em valores de pH bastante baixos (abaixo de pH 5,0) e tem uma temperatura óptima de crescimento de 30 °C (86 °F). *L. acidophilus* ocorre naturalmente no trato gastrointestinal humano e animal, na boca e na vagina (EBI 2007). Algumas estirpes de *L. acidophilus* podem ser consideradas como tendo características probióticas (Ljungh e Wadstrom 2006). Estas estirpes são utilizadas comercialmente em muitos produtos lácteos, por vezes em conjunto com *S. salivarius ssp. thermophilus* e *Lactobacillus delbrueckii ssp. bulgaricus* na produção de iogurte tipo acidófilo. *O Lactobacillus acidophilus* oferece uma série de benefícios para a saúde, que incluem: suporte imunitário para infecções e cancro, substituição saudável de bactérias boas no trato intestinal após terapia antibiótica, redução da ocorrência de diarreia em humanos (crianças e adultos), ajuda na redução do colesterol, melhoria dos sintomas de intolerância à lactose. Os suplementos alimentares orais que contêm células viáveis de acidophilus diminuíram as B-glucuronidases, a azoreductase e a nitroreductase, enzimas bacterianas que catalisam a conversão de procarcinogéneos em carcinogéneos. O efeito anticarcinogénico do *L. Acidophilus* pode dever-se à remoção direta dos procarcinogénios e à ativação do sistema imunitário do organismo. Estudos em animais mostraram que a suplementação dietética com *L. acidophilus* diminui o número de células cancerígenas do cólon de uma forma dependente da dose (Rao *et al* 1999). Quando organismos como o lactobacillus acidophilus são utilizados para fins medicinais, é utilizado o termo "probiótico" (NIH, 2010).

O Streptococcus thermophilus é um anaeróbio facultativo Gram-positivo. Trata-se de um organismo negativo em termos de citocromo, oxidase e catalase, não móvel, não formador de esporos e homofermentativo. *O Streptococcus thermophilus* é uma espécie alfa-hemolítica do grupo *viridans. O Streptococcus thermophilus* foi uma vez descrito como uma bactéria "marcada mais pelas coisas que não pode fazer do que pelas suas acções positivas". Embora possa ser verdade que *S. thermophilus* é fisiológica e bioquimicamente menos versátil do que outras bactérias lácticas, a realidade é que este organismo é de facto muito versátil. A investigação efectuada durante as duas últimas décadas revelou que *o S. thermophilus* tem propriedades que o tornam uma das bactérias lácticas mais importantes do ponto de vista comercial. *O Streptococcus thermophilus* é utilizado, juntamente com o *Lactobacillus* spp., como cultura de arranque para o fabrico de vários alimentos lácteos fermentados importantes, incluindo o iogurte e o queijo Mozzarella. O aumento substancial da produção de queijo Mozzarella e de iogurte levou não só a uma maior utilização de culturas de *S. thermophilus*, mas também a novas exigências quanto ao seu desempenho e requisitos de produção. As estirpes industriais devem ser insensíveis a bacteriófagos, ter características de fermentação estáveis e produzir produtos com propriedades consistentes de sabor e textura. Embora a investigação sobre a fisiologia de *S. thermophilus* tenha revelado informações importantes sobre algumas destas propriedades, incluindo o metabolismo dos açúcares e das proteínas, a produção de polissacáridos e a produção de aromas, só recentemente foi determinada a base genética de muitas destas características. Atualmente, várias características de *S. thermophilus* têm sido alvo de programas de melhoramento de estirpes. *S. thermophilus* tem um papel importante como probiótico, aliviando os sintomas de intolerância à lactose e outros distúrbios gastrointestinais.

Investigações científicas controladas recentes apoiam estes pontos de vista tradicionais, sugerindo que os probióticos são uma parte valiosa de uma dieta saudável. As bactérias probióticas têm uma longa história de associação com os produtos lácteos. Isto deve-se ao facto de algumas das bactérias probióticas que estão associadas aos produtos lácteos fermentados também se encontrarem em diferentes locais do corpo humano, incluindo a boca e o trato gastrointestinal. Alguns dos micróbios, portanto, podem desempenhar um papel duplo na transformação do leite numa gama diversificada de produtos lácteos fermentados (iogurte, queijo, kefir, etc.) e contribuir para o importante papel das bactérias colonizadoras (USProbiotics.org, 2008). Com o surgimento de uma sociedade mais preocupada com a saúde, o papel do leite fermentado contendo probióticos ganhou atenção dos produtores e consumidores. O leite fermentado e os produtos lácteos que contêm culturas benéficas ou probióticas, como os lactobacilos e as bifidobactérias, estão atualmente entre os exemplos mais conhecidos de alimentos funcionais vendidos em todo o mundo. Estes produtos lácteos contendo probióticos estão associados a uma série de alegações de saúde, incluindo o alívio dos sintomas de intolerância à lactose e o tratamento da diarreia, a supressão do cancro e a redução do colesterol e da pressão sanguínea (Gardiner *et al.*, 2002). A modulação da microflora intestinal (populações e actividades) e a influência na imunidade da mucosa são mecanismos da função probiótica com potencial para influenciar amplamente a fisiologia humana (Parvez *et al* 2006). Entre os efeitos probióticos atribuídos às BAL, a assimilação (remoção) do colesterol e a desconjugação dos ácidos biliares no intestino delgado podem ser importantes para a redução da concentração de colesterol no sangue e, consequentemente, para a redução do risco de doença coronária (CHD). Um dos mecanismos alegados inclui a desconjugação enzimática dos ácidos biliares pela hidrolase do sal biliar dos probióticos. A bílis, um produto final solúvel em água do colesterol no fígado, é armazenada e concentrada na vesícula biliar e libertada no duodeno após a ingestão de alimentos. É constituída por colesterol, fosfolípidos, ácidos biliares conjugados, pigmentos biliares e electrólitos. Uma vez desconjugados, os ácidos biliares são menos solúveis e absorvidos pelos intestinos, levando à sua eliminação nas fezes. O colesterol é utilizado para sintetizar novos ácidos biliares numa resposta homeostática, resultando na redução do colesterol sérico (Zhang *et al* 2007). A hidrolase de sal biliar (BSH) é a enzima responsável pela desconjugação do sal biliar na circulação entero-hepática. Foi detectada em probióticos indígenas do trato gastrointestinal. Os autores verificaram que a atividade da BSH era capaz de hidrolisar o ácido glicodesoxicólico conjugado e o ácido taurodeoxicólico, levando à desconjugação dos ácidos glico- e tauro-biliares. O colesterol também foi removido pelos probióticos por incorporação nas membranas celulares durante o crescimento. O efeito hipocolesterolémico dos probióticos foi também atribuído à sua capacidade de se ligarem ao colesterol no intestino delgado. O colesterol também pode ser convertido no intestino em coprostanol, que é diretamente excretado nas fezes. Isso diminui a quantidade de colesterol absorvida, levando a uma concentração reduzida no pool fisiológico de colesterol (Ooi e Liong 2010).

A doença coronária é uma das principais causas de mortalidade e morbilidade na população dos países desenvolvidos e em desenvolvimento. As doenças cardiovasculares são atualmente a principal causa de morte no mundo, causando um terço de todas as mortes a nível global. As doenças cardiovasculares já não podem ser vistas como um problema de homens de meia-idade com excesso de trabalho e de peso nos países desenvolvidos. No mundo atual, as mulheres e as crianças também estão em risco. A OMS previu que, até 2030, as doenças cardiovasculares continuarão a ser a principal causa de morte, afectando cerca de 23,6 milhões de pessoas em todo o mundo. A doença coronária ocorre quando algumas das artérias que transportam sangue para o músculo cardíaco se estreitam com depósitos de gordura chamados placa, que são compostos por colesterol e gorduras que se acumulam na parede das artérias coronárias. Devido ao estreitamento das artérias, o coração não recebe todo o oxigénio e outros nutrientes de que necessita e, se a artéria ficar gravemente bloqueada, ocorre um ataque cardíaco. Além disso, à medida que as artérias coronárias se estreitam, o fluxo de sangue para o coração pode abrandar ou parar, causando dor no peito (angina estável), falta de ar, ataque cardíaco ou outros sintomas (Joanne 2009).

Ao longo de uma década, o colesterol sérico cronicamente elevado contribui para a formação de placas ateromatosas nas artérias. Isto leva à estenose progressiva (estreitamento) ou mesmo à oclusão completa (bloqueio) das artérias afectadas. O fornecimento de sangue aos tecidos e órgãos servidos por estas artérias estenóticas ou ocluídas diminui gradualmente até que a função do órgão fica comprometida. É nesta altura que a isquemia dos tecidos (restrição do fornecimento de sangue) pode manifestar-se sob a forma de sintomas específicos. A isquemia temporária do cérebro (habitualmente designada por ataque isquémico transitório) pode manifestar-se por perda temporária da visão, tonturas e perturbações do equilíbrio, afasia (dificuldade em falar), paresia (fraqueza) e parestesia (dormência ou formigueiro), geralmente num dos lados do corpo. Uma irrigação sanguínea insuficiente do coração pode manifestar-se por dores no peito e a isquemia do olho pode manifestar-se por uma perda de visão transitória num dos olhos. A insuficiência de irrigação sanguínea nas pernas pode manifestar-se como dor na barriga das pernas ao caminhar, enquanto nos intestinos pode apresentar-se como dor abdominal após uma refeição (Durrington 2003).

A Índia será responsável por 60% da carga mundial de doenças cardíacas, quase quatro vezes mais do que a sua quota-parte na população mundial (Powel 2009). Atualmente, 75% de todas as mortes por doenças cardiovasculares ocorrem nas regiões mais pobres do mundo, e é provável que este número venha a aumentar

no futuro (OMS 2010). Com 100 milhões de pessoas afectadas por doenças relacionadas com o coração, a Índia está destinada a ser a capital mundial das doenças cardíacas (Kapoor 2008). Em 2015, a Índia terá 62 milhões de pacientes com doenças cardíacas, em comparação com 16 milhões nos EUA. Nos últimos três anos, a taxa de ataques cardíacos entre os indianos com menos de 45 anos de idade foi cinco vezes superior à registada noutras populações. Se não forem tomadas medidas preventivas urgentes, é provável que as mortes por ataque cardíaco na Índia dupliquem até 2015 (Anonymous 2007). Na Índia, o enfarte do miocárdio ocupa o segundo lugar entre as doenças seleccionadas, que são responsáveis por mortes, e é referido que em cada minuto, cinco pessoas morrem de enfarte do miocárdio na Índia (Khosla 2007). A percentagem de pessoas com doenças cardíacas aumentou de 1 a 2 por cento para 3 a 5 por cento nas zonas rurais e de 2 a 3 por cento para 10 a 11 por cento nas zonas urbanas, o que representa um aumento global de 300 por cento nos últimos 30 anos (Kozhikode 2007). Nos últimos 50 anos, as doenças coronárias na população urbana aumentaram de 4% para 11%. A incidência aumentou de forma alarmante nos últimos anos, uma vez que se estima que 7,6 milhões de mortes se deveram a doenças coronárias e 5,7 milhões a acidentes vasculares cerebrais. Prevê-se que, até 2015, cerca de 20 milhões de pessoas morrerão de DCV, principalmente de doenças cardíacas e AVC.
Prevê-se que estas continuem a ser as principais causas de morte a nível mundial (OMS 2008). De acordo com a Comissão Nacional de Macroeconomia e Saúde (NCMH), uma iniciativa do Governo indiano, em 2015 haverá cerca de 62 milhões de doentes com DAC na Índia e, destes, 23 milhões serão doentes com menos de 40 anos de idade (Indrayan, 2006). O Relatório sobre a Saúde Mundial prevê que as doenças cardiovasculares sejam a maior causa de morte e incapacidade na Índia até 2020. A OMS também estimou que, até 2015, metade de todas as mortes na Índia serão provavelmente causadas por DAC (Anonymous 2010).

Os principais factores de risco para a doença coronária são o colesterol LDL elevado, o colesterol HDL baixo, a hipertensão, a diabetes mellitus, a alimentação inadequada, o sedentarismo, a obesidade, a inatividade física, o tabagismo, etc., que conduzem à hipercolesterolemia e à hipertrigliceridemia. A dislipidemia aterogénica é comum nos indianos e é caracterizada por colesterol LDL limítrofe elevado (130-160 mg/dl), colesterol HDL baixo (<35 mg/dl), triglicéridos elevados (>150 mg/dl) e aumento das partículas VLDL. Um estudo observacional mostrou que o colesterol total (> 200 mg/dl) estava associado a um aumento da mortalidade cardiovascular a longo prazo em doentes indianos com doença coronária (Singh e Sen 2003). Alguns tipos de hipercolesterolemia conduzem a achados físicos específicos. Por exemplo, a hipercolesterolemia familiar (hiperlipoproteinemia de tipo IIa) pode estar associada a xantelasma palpebrarum (manchas amareladas por baixo da pele à volta das pálpebras), (Shields e Shields, 2008) arcus senilis (descoloração branca ou cinzenta da córnea periférica) (Zech e Hoeg, 2008) e xantomas (deposição de material amarelado rico em colesterol) dos tendões, especialmente dos dedos (Rapini *et al* 2007). A hiperlipidemia de tipo III pode estar associada a xantomas nas palmas das mãos, joelhos e cotovelos (James e Berger 2006).

Pensa-se também que o excesso de peso corporal conduz ao aumento dos níveis de colesterol total, à hipertensão arterial e, consequentemente, ao aumento do risco de doença coronária. A obesidade aumenta as probabilidades de desenvolver outros factores de risco de doença cardíaca, especialmente hipertensão arterial, colesterol elevado e diabetes. Embora a hipercolesterolemia em si seja assintomática, a elevação prolongada do colesterol sérico pode levar à aterosclerose (Bhatnagar *et al.*, 2008). A hipercolesterolemia deve-se normalmente a uma combinação de factores ambientais e genéticos. Os factores ambientais incluem: obesidade e escolhas alimentares, enquanto as contribuições genéticas se devem normalmente aos efeitos aditivos de vários genes, mas ocasionalmente podem dever-se a um único defeito genético, como no caso da hipercolesterolemia familiar. Existem várias causas secundárias, incluindo: diabetes mellitus, obesidade, álcool, gamopatia monoclonal, diálise, síndrome nefrótica, iterícia obstrutiva, hipotiroidismo, síndrome de Cushing, anorexia nervosa, medicamentos, etc. A OMS sublinhou que as dietas pouco saudáveis, como as que são ricas em gordura, sal e açúcar livre, e pobres em hidratos de carbono complexos, frutos e legumes, conduzem a um risco acrescido de doenças cardiovasculares (OMS 2003).

O aumento previsto das doenças cardiovasculares será economicamente desastroso e a criação de instalações adequadas para milhões de novos doentes com doenças cardíacas e acidentes vasculares cerebrais ultrapassaria as capacidades da maioria dos países em desenvolvimento. Por conseguinte, é cada vez maior a ênfase na investigação para compreender as causas das doenças crónicas, bem como a ação dos factores moduladores como base para a prevenção, que é um meio definitivo de controlo das doenças. Têm sido envidados esforços intensos para desenvolver procedimentos novos e potentes para reduzir os factores de risco de doença coronária. Para atingir este objetivo, têm sido seguidas duas estratégias gerais: a intervenção no estilo de vida, incluindo a modificação da dieta e o exercício físico, e a terapia farmacológica. O trato gastrointestinal humano (TGI) desempenha uma função importante no metabolismo global do colesterol, uma vez que é o local de síntese e absorção do colesterol. Uma vez que também é o habitat de uma microflora diversificada, exerce algum efeito sobre o metabolismo do colesterol. Pela primeira vez, Mann (1977) descobriu que a ingestão de grandes quantidades de iogurte na dieta reduzia o colesterol sérico nos seres humanos. Desde então, surgiram muitos relatórios que sugerem um efeito hipocolesterolémico específico da estirpe das bactérias do ácido lático (BAL), incluindo os lactobacilos. A ingestão de leite fermentado contendo BAL probióticas pode ser uma forma natural de diminuir o colesterol sérico e a tensão arterial nos seres humanos (Bazarre *et al* 1983). Alguma literatura relata que a redução do colesterol sérico após o consumo de leite fermentado e de produtos lácteos contendo probióticos também foi atribuída à produção de hidroxilmetilglutaril (HMG) pelas BAL, que inibe as HMG CoA redutases necessárias para a síntese do colesterol (Shah, 2001).

Os homens indianos são três a quatro vezes mais susceptíveis de sofrer um ataque cardíaco do que os seus homólogos ocidentais (Anonymous 2010). Alguns estudos realizados anteriormente também mostraram que os alimentos lácteos fermentados com bactérias probióticas específicas podem produzir uma redução modesta nos níveis de colesterol LDL total e na pressão arterial. Existem várias experiências que sugerem uma série de usos medicinais potencialmente benéficos dos probióticos na doença coronária. Um produto lácteo que contenha probióticos constitui um "pacote alimentar funcional" saudável, para além das vitaminas, cálcio, outros minerais e proteínas obtidos a partir dos produtos lácteos. O consumo de três ou mais porções de produtos lácteos por dia tem sido associado a níveis mais baixos de obesidade e, consequentemente, a uma menor incidência de hipertensão e de doenças cardíacas. A dieta DASH (Dietary Approaches to Stop Hypertension) também recomenda três porções de produtos lácteos com baixo teor de gordura. Considerando todas estas descobertas, os produtos lácteos combinados com bactérias probióticas resultam num melhor estado de saúde (US Probiotics.org 2008).

Os estudos efectuados anteriormente indicaram que a taxa de mortalidade devida a doenças cardíacas no Punjab é comparativamente mais elevada do que no resto do país, representando cerca de 49% de todas as mortes. As doenças cardíacas do Estado resultam principalmente da diabetes e do colesterol elevado. No Punjab, a falta de uma dieta equilibrada e de um estilo de vida equilibrado são a principal causa de CHD (Anonymous 2010 a). Os efeitos hipocolesterolémicos dos probióticos não têm sido muito experimentados em seres humanos, uma vez que a maioria dos estudos relatados na literatura se baseia em modelos animais. Tendo isto em conta, o problema de investigação é proposto para estudar o efeito hipocolesterolémico dos organismos probióticos em doentes com CHD em risco. Este estudo cria uma esperança na descoberta de novos alimentos funcionais no controlo da hipercolesterolemia, com a suplementação de probióticos dietéticos com os seguintes objectivos:

- Padronização e avaliação sensorial da receita utilizando estirpes probióticas viz. *Lactobacillus acidophilus* e *Lactobacillus acidophilus* juntamente com *Streptococcus thermophilus.*
- Determinar as características físico-químicas do produto [Brix, pH; acidez (% ácido lático); índice de acidez Brix; contagem total de placas].
- Estudar o efeito da suplementação de estirpes probióticas dietéticas no perfil lipídico dos indivíduos seleccionados.

CAPÍTULO II

REVISÃO DA LITERATURA

O presente estudo foi concebido para investigar o "Efeito hipocolesterolémico dos probióticos em homens com doença coronária em risco". A literatura relevante foi revista e apresentada nas secções seguintes:

2.1 Prevalência de doença coronária (CHD)

2.2 Factores de risco

2.2.1 Dieta e doença coronária

2.2.2 Hipertensão e doença coronária

2.2.3 Colesterol e doença coronária

2.2.4 Diabetes e doença coronária

2.2.5 Obesidade e doença coronária

2.2.6 Atividade física e doença coronária

2.3 Probióticos e doença coronária

2.1 Prevalência de doença coronária

He *et al* (2004) efectuaram um estudo entre a população chinesa com idades compreendidas entre os 35 e os 74 anos e referiram que 23,8% tinham um CT limítrofe - elevado (200-230 mg/dl) e 9,0% tinham um CT mais elevado (2:240 mg/dl). A população estimada para o LDL-C limítrofe - elevado (30-159 mg/dl), elevado (160 a 189 mg/dl) e muito elevado (2:190 mg/dl) era de 17,0, 5,1 e 2,7%, respetivamente. Para além disso, 19,2 por cento tinham colesterol HDL baixo < 40 mg/dl.

As taxas de mortalidade por doença coronária diminuíram em muitos países desenvolvidos desde as décadas de 60 e 70, incluindo a América do Norte, a Austrália e a Europa. No Reino Unido, por exemplo, para os homens entre os 35 e os 74 anos, a taxa de mortalidade por doença coronária diminuiu 39% durante 1988-1998. Na Dinamarca, Austrália e Noruega, a taxa de mortalidade diminuiu 49%, 45% e 45%, respetivamente (Frayn & Stanner, 2005). Esta diminuição da taxa de mortalidade resultou de uma melhor prevenção, de um diagnóstico precoce, de um tratamento adequado, da modificação do estilo de vida, nomeadamente, deixando de fumar, e da diminuição da pressão arterial e dos níveis de colesterol (Frayn & Stanner, 2005).

Jafar *et al* (2005) realizaram um inquérito transversal de base populacional a 320 adultos com 40 anos de idade. Registaram uma prevalência de 26,9% de doença coronária e concluíram que os riscos não diferiam substancialmente por grupo etário, ou seja, os riscos eram uniformemente elevados nos jovens e nos homens e mulheres de meia-idade.

Um estudo realizado com 3723 iranianos indicou que 11,30% dos participantes apresentavam sintomas coronários e muito poucos, ou seja, 1,4 d Infeção do miocárdio. A prevalência ajustada à idade foi de 12,70% (Nabipour *et al.*, 2007). A prevalência de factores de risco de doenças cardiovasculares é elevada na população iraniana, o que provavelmente causou o aumento da mortalidade e da morbilidade (Hatmi *et al.*, 2007).

Chow *et al* (2007) realizaram um inquérito transversal nas zonas rurais de Andra Pradesh a 345 adultos, com idades compreendidas entre os 20 e os 90 anos, e indicaram que a prevalência de hipertensão era de 20,3%, de diabetes de 3,7%, de excesso de peso de 16,9% e de obesidade de 4,4%. Além disso, o ataque cardíaco e o acidente vascular cerebral também foram registados em 2,5% e a angina em 1,1%.

Na Índia, o ataque cardíaco ocupa o segundo lugar entre as dez doenças seleccionadas que são responsáveis por mortes. Segundo consta, em cada cinco minutos, cinco pessoas morrem de ataque cardíaco na Índia e espera-se que sessenta por cento dos doentes cardíacos do mundo sejam indianos até ao ano 2010. Todos os anos, as doenças cardiovasculares ceifam cinco a seis milhões de vidas, o que representa 64% de todas as mortes registadas na Índia (Khosla 2007).

A incidência de CHD aumentou de forma alarmante na Índia. Nos últimos anos, as mortes por doença coronária aumentaram de 1,17 milhões em 1990 para 1,59 milhões em 2000 e prevê-se que aumentem para 2,03 milhões em 2010. Estima-se que 17,5 milhões de pessoas tenham morrido de DCV no ano de 2005, o que representou 30% de todas as mortes a nível mundial. Desse total de mortes, estima-se que 7,6 milhões de mortes tenham sido causadas por doença coronária. Prevê-se que, até 2015, quase 20 milhões de pessoas morrerão de doenças cardíacas e AVC (OMS 2008).

Além disso, num estudo realizado em Teerão, foi referido que a prevalência ajustada à idade da doença coronária é de 23,30% para as mulheres, 18,80% para os homens e 21,30% no total. Indicaram que as mulheres na pós-menopausa relataram mais angina de peito do que os homens (Hadaegh *et al*, 2009).

Um estudo longitudinal (7,8 anos) foi conduzido por Hsia et al. (2010) entre 161 808 mulheres com idades compreendidas entre os 50 e os 79 anos que estavam inscritas na Women's Health Initiative e que foram seguidas durante uma média de 7,8 anos. Foi referido que 11% das mulheres se encontravam em risco elevado, 72% em risco e 4% em risco ótimo.

2.2 Factores de risco

Num estudo comparativo entre zonas urbanas e rurais, Gulati *et al* (2004) descobriram os factores de risco da doença arterial coronária em 400 indivíduos do HIG (200 profissionais da população urbana e 200 agricultores da comunidade rural de Patiala, Punjab). O estudo revelou que 22% e 11% eram hipertensos na população urbana e rural, respetivamente. Observou-se que havia mais 14,5% de obesos no meio urbano do que na comunidade rural. A diabetes foi mais prevalente na população urbana (10,5%) do que na rural (3,5%). A população rural fumava mais (18%) do que a população urbana (2,5%). Concluiu-se, assim, que os factores de risco, nomeadamente a diabetes mellitus, a hipertensão e a obesidade, eram mais prevalentes no Punjab urbano e que o hábito de fumar era mais frequente no Punjab rural do que na população urbana.

Noutro estudo comparativo conduzido por Yegammai e Jose (2007) em 200 homens com idades compreendidas entre os 50 e os 54 anos com diferentes hábitos alimentares, ou seja, 42 eram pisco-vegetarianos, 58 eram não-vegetarianos e 100 eram lacto-vegetarianos. Concluiu-se que 79% dos não vegetarianos e 84% dos lacto-vegetarianos sofriam de doenças relacionadas com a dieta, enquanto apenas 38% dos pisco-vegetarianos sofriam de doenças relacionadas com a dieta, mostrando assim os efeitos benéficos da ingestão de peixe.

Num estudo destinado a avaliar a incidência de factores de risco de doença coronária e de risco cardiovascular em 109 trabalhadores físicos e 123 gestores na Polónia, Bugajska *et al* (2009) verificaram que os factores mais comuns nos gestores eram a obesidade, a hipertensão e os níveis elevados de glicose no sangue e de LDL, ao passo que o tabagismo, a doença coronária prematura na família e um nível elevado de fibrinogénio eram mais comuns nos trabalhadores físicos. Os resultados revelaram um risco cardiovascular muito elevado em 35% dos gestores e 16% dos trabalhadores físicos.

2.2.1 Dieta e doença coronária

Um estudo recente do Centro Médico da Universidade de Maryland, em Baltimore, concluiu que, em mais de 11 000 pessoas com doenças cardíacas, o consumo diário de cerca de um grama de óleo de peixe (a melhor fonte de ácidos gordos w-3) reduziu a mortalidade por DCV em 30% e a morte súbita cardíaca em 45%. Outras das melhores fontes de ácidos gordos w-3 registadas foram a carne alimentada com erva e o óleo de linhaça (Bahl 2008).

Foram investigados os efeitos do consumo de ácidos gordos trans nas propriedades electroforéticas das partículas de LDL. 18 mulheres e 18 homens consumiram, cada um, 5 dietas experimentais por ordem aleatória durante um período de 35 dias. A gordura representou trinta por cento da ingestão total de energia em cada dieta, com dois terços da gordura sob a forma de margarina semi-líquida (0,6 g de FA trans/100g de gordura), margarina mole (9,4 g de FA trans/100g de gordura), gordura vegetal (13,6g de FA trans/100g de gordura), margarina em barra (26,1g de FA trans/100g de gordura) ou manteiga, que é pobre em ácidos gordos trans (2,6g de FA trans/100g de gordura) mas rica em gorduras saturadas. Os resultados indicaram que o tamanho das partículas de LDL aumentou significativamente e de forma dependente da dose com o aumento das quantidades de ácidos gordos trans na dieta. Uma ingestão de ácidos gordos trans de 5 g por dia está associada a um aumento de 25% no risco de CHD (Khosla 2008).

Jenkins *et al,* (2010) estudaram 30 pacientes hiperlipidémicos durante 3 meses para descobrir o efeito benéfico dos alimentos ricos em amido com baixo índice glicémico (IG). Durante apenas um mês, os alimentos com baixo IG foram substituídos por outros com um IG mais elevado, com uma alteração mínima do teor de macronutrientes e fibras da dieta. Verificou-se que 24 doentes com níveis elevados de triglicéridos tiveram reduções significativas dos lípidos: colesterol total 8,8%, colesterol LDL 9,1% e triglicéridos séricos 19,3%, sem grandes alterações no colesterol HDL. Assim, concluiu-se que as dietas com baixo teor de IG podem ser úteis no tratamento das anomalias lipídicas associadas à hipertrigliceridemia.

2.2.2 Hipertensão e doença coronária

Cushman *et al* (2010) descobriram que os pacientes com pressão arterial superior a 120 mmHg mas inferior a 140 mmHg tinham uma taxa de AVC 21% superior à dos pacientes com menos de 120 mmHg. Assim, relatam o efeito adverso da pressão arterial elevada.

A hipertensão é uma das principais causas de morte evitável nos Estados Unidos. Um estudo recente (Danaei *et al*, 2009) classificou-a em segundo lugar, logo a seguir ao tabaco. Com base em dados dos Centros de Controlo e Prevenção de Doenças (CDC) e do Instituto Nacional do Coração, Pulmão e Sangue (NHLBI), de 1995 a 2005, a taxa de mortalidade por hipertensão arterial aumentou 25,2% e o número real de mortes aumentou 56,4% (Lloyd-Jones *et al,* 2009).

2.2.3 Hiperlipidemia e doença coronária

Edelsom (2007) sugeriu que o exercício aeróbico regular, a perda de excesso de peso e a cessação do tabagismo aumentam os níveis de colesterol HDL. Por cada aumento de 1mg/dl no colesterol HDL, há uma redução de 2 a 4% no risco de doença coronária.

O colesterol HDL é um importante fator negativo para a doença coronária e está também negativamente ligado às concentrações de triacilglicerol. As reduções do colesterol HDL têm sido associadas a DCV. Foi também referido que um nível baixo de colesterol HDL pode ser um marcador da síndrome metabólica, um estado de doença aterosclerótica mais acentuado que está associado a uma resposta deficiente à insulina, hipergliceridemia e obesidade abdominal. Num estudo transversal sobre imigrantes do Sul da Ásia (SAI) com idades compreendidas entre os 40 e os 65 anos, verificou-se que a prevalência de HDL disfuncional era de 50% e a prevalência de doença arterial coronária (DAC) era de 41,4% dos participantes (Dodani *et al* 2008).

Chow *et al* (2008) seleccionaram 4035 adultos com idade superior a 30 anos para o estudo destinado a determinar a prevalência e a distribuição dos lípidos e da obesidade na região rural de Andhra Pradesh. Os resultados revelaram que os níveis médios de CT, LDL-C, HDL-C e triglicéridos (TG) eram de 4,5, 2,8, 1,1 e 1,5 mmol/L para os homens e de 4,8, 3,0, 1,2 e 1,3 mmol/L para as mulheres. Além disso, foi também referido que 32,4% dos homens e 41,45% das mulheres tinham excesso de peso.

2.2.4 Diabetes e doença coronária

A resistência à insulina está associada a uma série de problemas, como a hipertensão arterial, níveis elevados de TG, colesterol HDL baixo e excesso de peso, que podem levar a diabetes tipo 2, doenças cardíacas e cancros. Foi referido que os valores de IMC< pressão arterial, TG, LDL-C e VLDL-C eram mais elevados, enquanto o HDL-C era baixo na diabetes tipo II. Foram estudados 50 indivíduos com primeiro ataque de doença coronária e 50 pares de controlos com casos diferentes, tendo sido detectada hipertensão em 20 indivíduos com doença coronária e em 5 indivíduos de controlo. O rácio de probabilidades nos doentes diabéticos foi de 9, o que significa que o risco de CHD era 9 vezes maior nos diabéticos do que nos doentes normais. Num estudo com 80.000 enfermeiras, os investigadores de Harvard descobriram que as dietas com baixo teor de gordura e alto teor de açúcar podem piorar os níveis de colesterol e de TG no sangue, que são os factores de risco das doenças cardíacas. Foi também encontrada uma forte associação entre a peroxidação lipídica e as anomalias no metabolismo da glicose e da insulina. Foi observado que o aumento do stress oxidativo em indivíduos com manifestações clínicas de aterosclerose (como o enfarte do miocárdio) pode depender de anomalias subjacentes no metabolismo da glicose (Stranges *et al* 2008).

Cooper *et al* (2010), numa análise secundária observacional, incluíram 6400 pacientes com 50 anos de idade, com diabetes e doença arterial coronária; os resultados cardiovasculares foram comparados nos pacientes que atingiram um controlo rigoroso (PA sistólica de 125 a 129 mmHg), um controlo habitual (PA sistólica de 130 a <140 mmHg) ou que não estavam controlados (>140 mmHg ou mais). O resultado primário combinado da primeira ocorrência de mortalidade por todas as causas, enfarte do miocárdio não fatal ou acidente vascular cerebral não fatal ocorreu em 12,7, 12,6 e 19,8 por cento dos três grupos, respetivamente. As taxas nos grupos de controlo rigoroso e de controlo habitual não foram significativamente diferentes entre si (ou seja, não houve benefício com a obtenção de uma pressão sistólica inferior a 130 mmHg), mas foram ambas significativamente inferiores à taxa no grupo não controlado (ou seja, PAS >140 mmHg ou mais).

2.2.5 OBESIDADE E CHD

Schuize e Hu (2007) referiram que o excesso de adiposidade é o fator de risco mais importante para a diabetes e as DCV. Manter um peso corporal saudável e evitar o aumento de peso durante a idade adulta é a pedra angular da prevenção da diabetes e das DCV.

Stein (2008) referiu que a gordura do estômago promove doenças cardíacas ao aumentar a pressão sanguínea e ao restringir o fluxo sanguíneo.

Num estudo realizado ao longo de catorze anos, Pesic (2009) indicou que as mulheres de meia-idade com um índice de IMC > 23, mas < 25, tinham um aumento de cerca de 50% no risco de doença coronária fatal e não fatal, o que indicava uma ligação clara e direta entre a obesidade e as doenças cardíacas.

Na área da Nova Escócia, a taxa de excesso de peso e obesidade é mais elevada, uma vez que 63% dos adultos nesta província tinham um IMC auto-declarado no intervalo de excesso de peso ou obesidade em 2009, o que levou a quase 2400 mortes, 1200 das quais foram atribuídas a IHD (ATP III, 2010).

2.2.6 Atividade física e doença coronária

Edelson (2007) sugeriu que o exercício aeróbico regular, a perda de excesso de peso e a cessação do tabagismo aumentam os níveis de colesterol HDL. Por cada aumento de 1 mg/dl no colesterol HDL, houve uma redução de 2 a 4% no risco de doença coronária.

Outras grandes meta-análises chegaram a conclusões muito semelhantes, sugerindo uma diminuição relativa das doenças cardiovasculares devido a um elevado nível de aptidão física e/ou atividade física de 0,64-0,73 (Kodoma et al, 2009).

O aumento da atividade física também tem sido significativamente associado a outros factores de risco de DCV, incluindo níveis mais baixos de peso, perímetro da cintura, pressão arterial sistólica e diastólica, colesterol total, lipoproteínas de baixa densidade e triglicéridos (Aadahl *et al,* 2009).

2.3 Probióticos e doença coronária

Kavitha e Kameswaran (2007) estudaram o efeito da suplementação de um produto lácteo fermentado contendo *Lactobacillus sporogens, Lactobacillus bulgaricus e Streptococcus thermophilus* no perfil lipídico sérico de seis indivíduos hiperlipidémicos com idades compreendidas entre os 45 e os 60 anos. Tomaram um suplemento de 100 ml de produto fermentado durante um período de 60 dias e registaram uma redução significativa do colesterol total e do colesterol LDL no soro e um aumento do colesterol HDL médio no soro.

Também demonstraram que 100 ml/dia de suplemento de iogurte contendo *L. sporogenes, L. bulgaricus* e *S'. thermophilus* foi administrado durante 60 dias a pacientes hipercolesterolémicos, o que resultou na redução dos níveis séricos de colesterol e colesterol LDL para 14,8%.

A possível conversão de colesterol em coprostanol por bactérias foi avaliada por Chiang *et al.* (2008). No seu estudo, os autores verificaram que a colesterol desidrogenase/isomerase produzida por bactérias como a *Sterolibacterium denitrificans* era responsável por catalisar a transformação do colesterol em colest-4-en-3-ona, um cofator intermédio na conversão do colesterol em coprostanol.

O efeito antioxidativo das bactérias do ácido lático só recentemente foi referido. Alguns estudos mostram que as bactérias do ácido lático têm várias actividades antioxidativas, incluindo a inibição da autoxidação do ascorbato, o efeito de eliminação dos radicais anião superóxido e do peróxido de hidrogénio.

Todas as estirpes demonstraram capacidade de eliminação de espécies reactivas de oxigénio. *O Lactobacillus acidophilus* apresentou a maior capacidade de eliminação de radicais hidroxilo. A atividade antioxidativa expressa por algumas estirpes de Lactobacillus utilizadas como componentes alimentares e probióticos pode ter um impacto substancial no bem-estar humano. Foi estabelecido que uma grande variedade de espécies reactivas de oxigénio são continuamente produzidas no corpo humano e nos alimentos. Os danos causados pelas espécies reactivas de oxigénio desempenham um papel importante na patogénese do cancro, das doenças cardiovasculares, das alergias e da aterosclerose. Em conclusão, este estudo mostrou que o consumo de probióticos aumenta as enzimas antioxidantes e, consequentemente, diminui o stress oxidativo (Chamari *et al*, 2008).

Tanaka *et al* (2009) demonstraram que a administração de cápsulas contendo 100 mg de *Lactobacillus paracasei* esterilizado pelo calor a 40 indivíduos de ambos os sexos com hipercolesterolemia limítrofe e ligeira reduziu significativamente os níveis séricos de colesterol total em 9,4% e de colesterol LDL em 13,2%.

Quando oito grupos de ratos albinos que estavam a seguir uma dieta hipercolesterolémica foram alimentados com *L. jhonsonei* ATCC 33200 (B), contendo leite probiótico durante 4 semanas, reduziram significativamente o colesterol sérico, o colesterol LDL, os triglicéridos, o colesterol hepático e os triglicéridos, enquanto o HDL aumentou em comparação com outras fórmulas experimentais (Fayed *et al* 2009).

Num estudo *in vitro* recente, Lye *et al.* (2010) avaliaram a conversão de colesterol em coprostanol por estirpes de lactobacilos como *Lactobacillus acidophilus, L. bulgaricus* e *L. casei* ATCC 393 através de ensaios fluorométricos. Os autores detectaram colesterol redutase intracelular e extracelular em todas as estirpes de probióticos examinadas, indicando uma possível conversão intracelular e extracelular de colesterol em coprostanol. A concentração de colesterol no meio também diminuiu após a fermentação por probióticos, acompanhada por concentrações aumentadas de coprostanol.

CAPÍTULO III

MATERIAIS E MÉTODOS

O presente estudo foi realizado para investigar o "Efeito hipocolesterolémico dos probióticos em homens com doença coronária em risco, utilizando um inquérito dietético, antropometria e perfil lipídico no sangue". O ano de referência para o estudo foi 2010-11. Os materiais e métodos utilizados na investigação são discutidos nas rubricas seguintes:

3.1 Estudos de ativação e crescimento de microrganismos probióticos utilizando técnicas microbiológicas normalizadas

3.1.1 Obtenção de culturas microbianas

3.1.2 Composição dos meios utilizados para culturas microbianas

3.1.3 Preparação de culturas de reserva de organismos probióticos

3.1.4 Coloração de microorganismos

3.1.5 Preparação da curva de crescimento

3.2 Preparação do iogurte probiótico

3.2.1 Normalização do iogurte probiótico

3.3 Avaliação de iogurte probiótico preparado

3.3.1 Avaliação química

3.3.2 Avaliação organoléptica

3.4 Suplementação com iogurte probiótico

3.5Registo da tensão arterial

3.6 Estimativa bioquímica

3.6.1 Glicose sérica

3.6.2 Colesterol sérico total

3.6.3 Colesterol sérico de lipoproteínas de alta densidade

3.6.4 Colesterol sérico de lipoproteínas de baixa densidade

3.6.5 Colesterol sérico de lipoproteínas de densidade muito baixa

3.6.6 Triglicéridos séricos

3.7 Análise estatística

3.1.1 Local do estudo

O Punjab Agricultural University Hospital, Ludhiana, foi selecionado propositadamente para o estudo, de acordo com a conveniência do investigador. O ano de referência do estudo foi 2010-2011.

3.1.2 Seleção dos temas

Os sujeitos foram seleccionados a partir do OPD dos hospitais acima mencionados. Os critérios utilizados para a seleção dos sujeitos foram os seguintes: os sujeitos deviam ser

A. Masculino
B. Idade entre 40-50 anos
C. Em risco de doença coronária (níveis de TG > 160 mg/dl e/ou níveis de colesterol total > 200mg/dl)

D. Livre de complicações graves

Com base nos critérios acima mencionados, foi selecionada uma amostra de 90 doentes do sexo masculino com DCC de risco, divididos igualmente em três grupos (30 de cada)

O grupo E1 recebeu 150 ml de iogurte probiótico/dia contendo *Lactobacillus acidophilus* durante um período de 60 dias.

Ao grupo E2 foram administrados 150 ml de iogurte probiótico/dia contendo *Lactobacillus acidophilus* e *Streptococcus thermophilus* durante um período de 60 dias.

O grupo C não foi suplementado com iogurte probiótico.

Todos os indivíduos estavam a tomar a medicação prescrita pelo médico durante o período do estudo.

3.1.3 DESENVOLVIMENTO E PRÉ-TESTE DO PROGRAMA DE ENTREVISTAS/QUESTIONÁRIO

O programa de entrevistas preliminar foi testado previamente em cinco indivíduos com DCC de risco, de modo a testar a validade e a adequação do programa de entrevistas. Em seguida, foram introduzidas as alterações necessárias. O questionário modificado foi utilizado no presente estudo. Estes cinco indivíduos não foram incluídos no estudo.

3.2 REGISTO DA TENSÃO ARTERIAL

A pressão arterial foi registada com o esfigmomanómetro pelo médico (Maclead 1984) antes e depois da suplementação.

3.3 ESTIMATIVA BIOQUÍMICA

3.3.1 Colheita de amostras de sangue

As amostras de sangue foram colhidas de manhã cedo, em jejum e após o jejum. As amostras de sangue (10 ml) foram colhidas no início e no fim do estudo, da zona anticúbica do braço para um tubo de centrifugação pelo técnico, utilizando uma seringa descartável de 10 ml. Cerca de 5 ml de sangue foram transferidos para um frasco com anticoagulante (EDTA 1 mg/ml de sangue sob a forma de uma camada fina), que foi suavemente dissolvido. Os restantes 5 ml de sangue coagularam e foram centrifugados a 3000 rpm durante 15 minutos para separar o soro, que foi armazenado em frascos de vidro sem minerais lavados com ácido e congelado. As amostras de soro foram analisadas quanto ao perfil lipídico e ao índice glicémico.

3.3.2 Análise de amostras de sangue

O soro foi analisado quanto a glicose, triglicéridos, colesterol, colesterol de lipoproteínas de alta densidade, colesterol de lipoproteínas de baixa densidade e colesterol de lipoproteínas de muito baixa densidade.

Estimativa do colesterol total, triglicéridos e lipoproteínas no soro

Colesterol sérico total

O colesterol sérico total foi analisado pelo analisador automático de sangue BIOTRON BTR 820 utilizando o método enzimático. (Richmond, 1973).

Princípio

Os ésteres de colesterol são hidrolisados pela colesterol éster hidrolase em colesterol e ácidos gordos. O colesterol livre produzido e o colesterol pré-existente são oxidados pela colesterol oxidase em^ 3 colestenona e peróxido de hidrogénio. O peróxido de hidrogénio, na presença de peroxidase, oxida o cromogénio (4-amino feazona/fenol) num composto de cor vermelha que é lido a 510 nm (505-530). A cor da reação é estável durante duas horas se não for exposta à luz solar direta.

$$\text{Cholesterol ester} \xrightarrow{\text{CEH}} \text{Cholesterol + Fatty Acids}$$

$$\text{Cholesterol} + O_2 \xrightarrow{\text{COD}} \wedge 3 \text{ Cholestenone} + H_2O_2$$

$$H_2O_2 + 4 \text{ amino phenazone /phenol} \xrightarrow{\text{POD}} \text{Red Colored compounds}$$

Reagente utilizado

Tampão/enzimas/ cromogénio

Fenol

Padrão: Colesterol 200 mg/dl

Preparação da solução de trabalho (código 6376)

Deixar que os reagentes atinjam a temperatura ambiente.

Solução 1: Adicionar 64 ml de água destilada a um frasco um. Misturar suavemente até o conteúdo estar completamente dissolvido.

Reagente (2) Pronto a utilizar

Solução de trabalho diária: Deixar a solução 1 e o reagente 2 atingir a temperatura ambiente e misturar um volume da solução 1 com um volume do reagente 2, armazenando-os num frasco escuro.

Procedimento

A amostra e a solução de trabalho diária foram levadas à temperatura ambiente antes da utilização. Foram utilizados os seguintes parâmetros gerais do sistema:

Tipo de reação - ponto final

Comprimento de onda - 505 nm (505-530)

Temperatura da célula de fluxo - 30 graus C.

Incubação - 30 min RT/5 min/37 graus C.

Volume da amostra - 10μl

Volume do reagente - 1,0 μl

Concentração padrão - 200 mg/ dl

Ajuste de zero com - 200 mg/dl

Misturar o conteúdo do tubo de ensaio e incubar durante 5 minutos a 37°C. Aspirar o branco regente com o interrutor de aspiração, aguardar enquanto o aparelho calcula o fator que é impresso. Por fim, aspirar a amostra reagida número 1 e o aparelho imprimiu a concentração total de colesterol total no espaço de cinco segundos. O mesmo procedimento foi seguido para a amostra número 2 e para as outras amostras.

Colesterol sérico de lipoproteínas de alta densidade (HDL-C)

Foi medido com BIOTRON, BTR 820, utilizando o método do fototungstato (Lopes Virella *et al*

1977).

Princípio

As fracções de quilomícrons, VLDL e LDL no soro ou plasma são separadas das HDL por precipitação com ácido fototúngstico e cloreto de magnésio. Após centrifugação, o colesterol da fração HDL, que permanece no sobrenadante, é analisado pelo método enzimático do colesterol, utilizando colesterol esterase, colesterol oxidase, peroxidase e o cromogénio 4-aminofenazona/fenol.

Reagentes (fornecidos no kit)

1. HDL-colesterol (Tampão/Enzimas/Cromogénio).
2. Colesterol HDL (fenol)
3. Reagente de precipitação
4. Colesterol HDL Padrão: 50 mg/dl

Preparação da solução de trabalho:

Deixar que os reagentes atinjam a temperatura ambiente:

Solução 1- Adicionou-se 29 ml de água destilada a um frasco e misturou-se.

Reagente 2 - estava pronto a ser utilizado.

Reagente de precipitação - pronto a utilizar.

Padrão 50 mg/dl- pronto a utilizar.

Preparação da solução de trabalho diária (código 6680)

Deixar que a solução 1 e o reagente 2 atinjam a temperatura ambiente. Misturar um volume da solução 1 e um volume do reagente 2.

Procedimento

A amostra e o reagente foram levados à temperatura ambiente antes da utilização. Utilizou-se uma amostra de 0,20 ml (200 μl) para a precipitação e pipetou-se para tubos de centrifugação com 0,20 ml (200 μl) de reagente de precipitação. Estas soluções foram bem misturadas e depois centrifugadas a 35004000 rpm durante 10 minutos. Separou-se imediatamente o sobrenadante limpo e determinou-se o teor de colesterol conforme indicado abaixo.

Ensaio de colesterol

Foram utilizados os seguintes sistemas de parâmetros gerais:

Tipo de reação - ponto final

Comprimento de onda - (505-530)

Temperatura da célula de fluxo - 30 graus C.

Incubação - 30 min RT/5 min / 37 graus C.

Volume da amostra - 200 μI

Volume do reagente de precipitação - 200 μI

Volume do sobrenadante - 20 μI

Volume do reagente - 1,0 ml

Concentração padrão - 50 mg/dl

Ajuste do zero - com branco de reagente.

Misturar o conteúdo dos tubos de ensaio e incubar durante cinco minutos a 37°C. Aspirar o branco do reagente com o interrutor de aspiração, aguardar enquanto o aparelho calcula o fator que é impresso. Finalmente, aspirou-se a amostra reagida número 1 e o aparelho imprimiu a concentração total de colesterol total em cinco segundos. Seguiu-se a amostra número 2 e as outras amostras.

Colesterol sérico de lipoproteínas de baixa densidade:

O valor do LDL-C calculado baseou-se na equação de Friedwald (Friedwald *et al* 1972)

$$\text{LDL-Cholesterol (mg/dl)} = \text{Total Cholesterol} - \frac{\text{Triglyceride}}{5} - (\text{HDL- Cholesterol})$$

O cálculo do colesterol de densidade muito baixa no soro (VLDL-C) baseou-se em

$$\textbf{VLDL=} \frac{\text{Triglycerides}}{5}$$

Triglicéridos séricos:

Os triglicéridos séricos foram estimados utilizando o kit de reagentes auto pack através do método enzimático DHBC colométrico (Fossati e Principle 1982).

Princípio

Os triglicéridos incubados com a lipase lipoproteica são hidrolisados em ácidos gordos livres e gliceróis. A glicerol quinase catalisa a conversão de glicerol e ATP em glicerol - 3 - fosfato e ADP. O glicerol - 3 - fosfato é oxidado em di-hidroxi-acetona fosfato pela glicerol fosfato oxidase. O peróxido de hidrogénio formado nesta reação, com a ajuda da peroxidase, reage com o cromogénio - ácido 4-aminotipirina/3,5-dicloro 2-hidroxilbenzeno sulfónico para dar origem a um complexo de cor vermelha que é lido a 510 nm (500-530 nm).

$$\text{Triglycerides} \xrightarrow{\text{LP lipase}} \text{Glycerol + Free Fatty acids}$$

$$\text{Glycerol + ATP} \xrightarrow{\text{Glycerol Kinase}} \text{Glycerol} - 3 - \text{P + ADP}$$

$$\text{Glycerol} - 3 - \text{P} + O_2 \xrightarrow{\text{Gly} - 3 \text{ - oxidase}} \text{DHAP} + H_2O_2$$

$$H_2O_2 + \text{Amino Antipyrine + DHBS} \xrightarrow{\text{POD}} \text{Red Colored Compound}$$

Reagentes

Enzima s/cromogénio

Tampão/cromogénio

Estabilizador

Padrão: 200 mg/dl pronto a utilizar.

Preparação da solução de trabalho (código 6630)

Deixar o reagente atingir a temperatura ambiente. Adicionar 5,5 ml de reagente 2 e 5,5 ml de reagente 3 do conteúdo de um frasco de reagente 1, misturando até dissolver completamente.

Procedimento

A amostra e a solução de trabalho foram colocadas à temperatura ambiente antes da utilização. Foram utilizados os seguintes parâmetros gerais do sistema com este kit:

Tipo de reação - ponto final

Comprimento de onda - 505 nm (500-530 nm)

Temperatura da célula de fluxo - 30 graus C.

Incubação - 15 min RT

Volume da amostra - 10 μl

Volume do reagente - 1,0 ml

Concentração padrão - 200 mg/dl

Ajuste de zero com - branco de reagente

Misturar as amostras com o conteúdo dos tubos e incubar durante quinze minutos à temperatura ambiente. Aspirar o branco de reagente com o interrutor de aspiração e aguardar que o aparelho o solicitasse. Esperar novamente enquanto o aparelho calcula o fator que é impresso. Por fim, aspirar a amostra reagida n.o 1 e o aparelho imprimiu a concentração total de triglicéridos no espaço de 5 segundos. Seguiu-se o mesmo procedimento para as outras amostras.

3.4 Estudos de ativação e crescimento de microrganismos probióticos utilizando técnicas microbiológicas normalizadas

3.5 Obtenção de culturas microbianas

Lactobacillus acidophilus (MTCC-447) e *Streptococcus thermophilus* (MTCC-1938) foram colhidos no Institute of Microbial Technology, Sector 39-A, Chandigarh, Índia.

3.4.2 Composição dos meios utilizados para culturas microbianas

3.4.2.1 Ágar de Mann Rogosa Sharpe (MRS)

Ingredientes	(g/l)
Peptona	10.0
Extrato de carne de bovino	10.0
Extrato de levedura	5.0
Glicose	20.0
Tween 80	1 ml
Hidrogenofosfato dissódico	2.0
Acetato de sódio	5.0
Citrato de tri-amónio	2.0
Sulfato de magnésio	0.2
Sulfato de manganês	0.2

Ágar	15.0
Água destilada	1.0L

Ajustar o pH para 6,2-6,6

Os ingredientes acima foram misturados numa quantidade conhecida de água destilada e esterilizada uma autoclave a 121°C durante 15 minutos antes do plaqueamento.

3.4.4.2 Ágar nutriente

Ingrediente	(g/l)
Extrato de carne de bovino	1.0
Extrato de levedura	2.0
Peptona	5.0
Cloreto de sódio	5.0
Ágar	15.0
Água destilada	1.0L

Os ingredientes acima referidos foram misturados numa quantidade conhecida de água destilada e esterilizados numa autoclave a 121°C durante 15 minutos antes do plaqueamento.

3.4.3 Preparação de culturas de reserva de organismos probióticos

3.4.3.1 *Lactobacillus acidophilus*

As células liofilizadas de *Lactobacillus acidophilus* foram transferidas para leite desnatado reconstituído esterilizado (5%) em condições assépticas. O leite desnatado inoculado foi incubado a 37°C durante 48 h numa incubadora. Uma alçada de crescimento de *Lactobacilli* do leite desnatado foi semeada numa placa de ágar MRS e novamente incubada durante 24 horas a 37°C. Após o desenvolvimento das colónias, foi colhida uma única colónia pura e a sua lâmina de coloração de Gram foi examinada microscopicamente. Verificou-se que estas culturas de *Lactobacilli eram* gram positivas e tinham forma de bastonete. As culturas de reserva dos *Lactobacilli* foram mantidas em ágar MRS por inoculação por punhalada. Após incubação a 37°C durante 12h, os tubos de cultura de reserva foram armazenados no frigorífico (4°C). Para manutenção, as culturas foram transferidas regularmente após intervalos de 3 semanas. A ativação da cultura foi feita por três transferências sucessivas a intervalos de 24 horas em caldo MRS.

3.4.3.2 *Streptococcus thermophilus*

As células liofilizadas de *Streptococcus thermophilus* foram transferidas para leite desnatado reconstituído esterilizado (5%) em condições assépticas. O leite desnatado inoculado foi incubado a 37°C durante 48 h numa incubadora. Uma alçada do crescimento de *estreptococos* do leite desnatado foi semeada numa placa de ágar nutriente e novamente incubada durante 24 horas a 37°C. Após o desenvolvimento das colónias, foi colhida uma única colónia pura e a sua lâmina de coloração de Gram foi examinada microscopicamente. Verificou-se que estas culturas de *estreptococos* eram gram positivas e tinham forma de cocos. As culturas de stock dos *estreptococos* foram mantidas em ágar nutriente por inoculação por punhalada. Após incubação a 37°C durante 12h, os tubos de cultura de reserva foram armazenados no frigorífico. Para manutenção, as culturas foram transferidas regularmente com intervalos de 3 semanas. A ativação da cultura foi feita por três transferências sucessivas a intervalos de 24 horas em caldo nutriente.

3.4.4 Coloração de microorganismos

3.4.4.1 Preparação e fixação de bactérias

A lâmina de vidro foi lavada com água e sabão para remover toda a sujidade e gordura. A lâmina húmida foi seca e foi colocada uma gota de cultura sólida sobre a lâmina limpa e seca. Colocou-se uma gota de água na lâmina e misturou-se bem com a cultura. O esfregaço foi seco segurando a lâmina acima da chama. Este procedimento foi efectuado três vezes para fixar o esfregaço. A área da película foi marcada na parte de trás da lâmina com um marcador.

3.4.4.2 Coloração de Gram

O esfregaço fixado foi coberto com cristal violeta durante 30 segundos. A coloração foi lavada com um fluxo suave de água da torneira e o esfregaço foi então coberto com iodo de Gram durante 60 segundos e a lâmina foi novamente lavada com água da torneira. A lâmina lavada foi descolorada com álcool etílico a 95% durante 10-15 segundos. A reação do álcool foi interrompida lavando a lâmina com um fluxo suave de água da torneira. Por fim, o esfregaço foi coberto com saffranin durante 20 segundos e novamente lavado com água da torneira. A lâmina foi seca com papel de filtro e observada com objectivas de grande potência e de imersão em óleo.

3.4.5 Preparação da curva de crescimento

3.4.5.1 Método utilizado para a contagem de bactérias

No presente estudo, utilizou-se a técnica da densidade ótica e da placa de espalhamento para determinar o número de organismos numa determinada amostra de alimentos. A densidade ótica foi medida a 600 nm no Bausch and Lomb spectronic-20 e uma quantidade medida de suspensão foi espalhada sobre o meio desejado numa placa de Petri.

3.4.5.1.1 Densidade ótica

O respetivo caldo esterilizado foi analisado quanto ao crescimento em termos de aumento da densidade ótica a 600 nm no Bausch and lomb spectronic - 20. Para o branco foi utilizado caldo esterilizado não inoculado.

3.4.5.1.2 Método da placa de espalhamento

A amostra foi diluída quantitativamente. Um grama ou um ml de amostra foi diluído, passo a passo, numa série de tubos contendo uma quantidade conhecida de água esterilizada. Adicionou-se um ml de suspensão bacteriana a 9 ml de água estéril em branco com uma pipeta estéril de 1,0 ml. Foram efectuadas outras diluições até 10^{-10} utilizando pipetas novas para cada uma. A diluição (0,1 ml) foi espalhada em placas de Petri esterilizadas. As placas de Petri devem ser preparadas com o meio desejado um dia antes do plaqueamento. Estas placas foram incubadas à temperatura desejada. As colónias foram contadas e multiplicadas pelo fator de diluição para obter a contagem viável por ml na suspensão original.

3.4.5.2 Curva de crescimento

O caldo esterilizado (100 ml) foi inoculado com uma colherada de um organismo probiótico desconhecido. A contagem inicial foi efectuada retirando 0,1 ml da suspensão bacteriana e procedeu-se ao plaqueamento por espalhamento da mesma. A contagem foi efectuada após intervalos de 4 horas durante o dia, durante 3 dias. O número de diluições aumentou com o aumento do tempo de incubação. As placas que continham colónias entre 30 e 300 foram seleccionadas e multiplicadas pelo fator de diluição e a curva de crescimento foi traçada em função do número logarítmico de células e dos intervalos de tempo.

3.4 Preparação do iogurte probiótico

3.4.1 Normalização do iogurte probiótico

O leite foi padronizado para 3,5-4,0 por cento de gordura e foi aquecido a 70°C e depois homogeneizado em duas fases a 65°C. O leite homogeneizado foi então pasteurizado e arrefecido a 43°C. O leite foi então inoculado com cultura inicial de *Lactobacillus acidophilus* (0,5%; 1,0%; 1,5%) no caso do primeiro conjunto de amostras. No caso de outro conjunto, *Streptococcus thermophilus* e *Lactobacillus acidophilus* foram adicionados a diferentes taxas (0,5:0,5; 1,0:1,0; 1,5:1,5) ao iogurte. O leite inoculado foi vertido em copos e incubado a 42 ± 1^0 C durante 3 horas e 30 minutos. Os copos contendo iogurte foram imediatamente transferidos para o frigorífico e armazenados a 47°C. O produto preparado foi avaliado quanto aos parâmetros físico-químicos, nomeadamente, aspeto, endurecimento, superfície de corte, pH e acidez. O produto preparado foi submetido a uma avaliação organoléptica e foi adicionado ao grupo experimental.

3.6 Avaliação do iogurte probiótico preparado

3.6.1. Avaliação química

O pH, a acidez (%), os SST (°B) e o rácio de acidez Brix foram medidos de acordo com a AOAC (1980).

3.6.1.1 pH

O pH foi determinado utilizando um medidor de pH (Elico) normalizado para pH 4,0 com uma solução-tampão padrão antes da utilização.

3.6.1.2 Sólidos solúveis totais

A percentagem de sólidos solúveis totais do iogurte foi determinada com o refratómetro manual Erma.

3.6.1.3 Acidez total

A acidez total, expressa em ácido lático, foi estimada segundo o procedimento da AOAC (1980).

Reagentes

(a) Hidróxido de sódio (0,1N)

(b) Indicador de fenolftaleína (1%): Dissolver 1 g de fenolftaleína em 100 ml de etanol.

Procedimento:

Tomar 1 ml de iogurte e diluí-lo com 10 ml de água. Adicionou 1 a 2 gotas de indicador de fenolftaleína e titulou-o com reagente NaOH 0,1 N.

Cálculos

$$\text{Percent total Acidity (\% Lactic Acid)} = \frac{\text{Vol.of NaOH used x Normality x 64 x100}}{\text{Volume of sample x 1000}}$$

3.6.1.4 Rácio de acidez Brix

O rácio ácido Brix foi calculado dividindo o valor de SST pela acidez total do iogurte.

3.6.1.5 Contagem total de placas

A contagem foi feita diluindo decimalmente as amostras e espalhando alíquotas de 1 ml em ágar nutriente e incubando a 30°C durante 48 horas, após o que as placas foram contadas utilizando um contador de colónias (Macfaddin J.F, 1980).

3.6.2. Avaliação organoléptica

As amostras de diferentes iogurtes probióticos foram avaliadas quanto às qualidades organolépticas com base na cor, aspeto, textura, sabor, aroma e aceitabilidade global por um painel de juízes. A aceitação dos produtos pelo consumidor foi avaliada numa escala hedónica de nove pontos. (Amerin *et al* 1965) com a seguinte escala:

Escala	**Escore sensorial**
Como extremamente	9
Gosto muito	8
Como moderadamente	7
Como ligeiramente	6
Nem gosto nem não gosto	5
Não gosto ligeiramente	4
Não gosto moderadamente	3
Não gosto muito	2
Não gosto muito	1

3.7 Suplementação com iogurte probiótico

Foram preparados 150 ml de iogurte probiótico fresco e embalados em taças descartáveis. Foram efectuados ensaios de alimentação com iogurte probiótico durante um período de dois meses no Grupo E1, contendo apenas uma estirpe de *Lactobacillus acidophilus* (MTCC-447). O Grupo E2 foi suplementado com iogurte probiótico contendo duas estirpes de *Lactobacillus acidophilus* (MTCC 48) e *Streptococcus thermophilus* (MTCC-1938). Os sujeitos foram aconselhados a consumir o iogurte probiótico juntamente com o almoço.

3.8 Análise estatística

Os dados relativos a todos os parâmetros, nomeadamente a ingestão de alimentos e nutrientes, as medidas antropométricas e os parâmetros sanguíneos, foram analisados estatisticamente antes e depois da toma do suplemento. O erro padrão médio, as percentagens, a análise de variância, o valor CD, o teste t emparelhado e o seu significado estatístico foram determinados utilizando um pacote de programas informáticos (Cheema e Singh 1990). Foram também calculados os coeficientes de correlação relevantes.

CAPÍTULO IV

RESULTADOS E DISCUSSÃO

Foram seleccionados para o presente estudo 90 homens com DCC de risco, com idades compreendidas entre os 40 e os 50 anos. Os sujeitos foram igualmente divididos em três grupos: E1, E2 e C, ou seja, 30 em cada grupo. Os indivíduos dos grupos E1 e E2 receberam um suplemento de 150 ml de iogurte probiótico contendo apenas uma estirpe, *Lactobacillus acidophilus*, e 150 ml de iogurte probiótico contendo duas estirpes, *Lactobacillus acidophilus* e *Streptococcus thermophilus,* durante dois meses, enquanto o grupo C não recebeu qualquer suplemento. Os indivíduos foram aconselhados a consumir iogurte probiótico durante a hora do almoço. A ingestão alimentar, as medidas antropométricas, a pressão arterial e o perfil lipídico foram observados antes e depois do período de suplementação nos três grupos.

Os resultados do presente estudo são discutidos nos seguintes pontos

4.1 Cinética de *Lactobacillus acidophilus* e *Streptococcus thermophilus* nos respectivos caldos

4.2 Preparação do iogurte probiótico

4.2.1 Iogurte probiótico preparado apenas a partir de *Lactobacillus acidophilus*

4.2.2 Iogurte probiótico preparado a partir de *Lactobacillus acidophilus* e *Streptococcus thermophilus*

4.3 Estudos de prazo de validade

4.4 Avaliação organoléptica de iogurtes probióticos

4.4.1 Iogurte probiótico contendo apenas uma mancha de *Lactobacillus acidophilus*

4.4.2 Iogurte probiótico contendo duas manchas *Lactobacillus acidophilus* e *Streptococcus thermophilus*

4.5 Pressão arterial dos indivíduos antes e depois da toma do suplemento

4.6 Perfil lipídico sanguíneo dos indivíduos antes e depois da toma do suplemento

4.7 Coeficiente de correlação entre diferentes parâmetros

4.1 CINÉTICA DE *LACTOBACILLUS ACIDOPHILUS* E *STREPTOCOCCUS THERMOPHILUS* NOS RESPECTIVOS BR S

A cinética de crescimento de duas bactérias, nomeadamente *Lactobacillus acidophilus* e *Streptococcus thermophilus*, foi efectuada em ágar MRS e ágar Nutriente, respetivamente. O crescimento durante a fermentação foi estudado em relação à densidade ótica e à contagem de células viáveis. As propriedades físico-químicas do iogurte preparado foram estudadas em relação ao pH, à acidez (% de ácido lático), ao SST (° Brix) e ao rácio ácido Brix.

No caso do *Lactobacillus acidophilus,* as curvas de crescimento da densidade ótica e da contagem de células viáveis (log10 n.º de células por ml) mostraram um padrão definido, com uma longa fase de desfasamento de 12 horas, seguida de um crescimento exponencial até 60 horas, como indicado pelo aumento acentuado da densidade ótica e da contagem de células viáveis. Enquanto que no caso de *Streptococcus thermophilus* houve uma curta fase de desfasamento de 3 horas seguida de um crescimento exponencial até 48 horas, a fase estacionária para ambas as colorações foi encurtada e não se observou um grande aumento no número de células. A contagem de células viáveis começou a diminuir a partir das 72 horas, mostrando a fase de morte. A diminuição do rendimento do crescimento e a aceleração da morte bacteriana podem dever-se a um fornecimento inadequado de substâncias azotadas, vitaminas, concentração de oxigénio dissolvido e concentração de sólidos insolúveis. Observações semelhantes foram observadas por Pandove (2007). As propriedades físico-químicas do iogurte, como a diminuição do pH, o rácio ácido brix e o aumento da acidez, também foram observadas juntamente com a avaliação organoléptica dos dois iogurtes probióticos formulados diferentes.

Tabela 4.1: Crescimento de *Lactobacillus acidophilus* em caldo MRS e ágar MRS em termos de densidade ótica e contagem de células

Incubation time (hrs)	Optical density at 600nm	Log10 no. of cell per ml
0	0.00	0
3	0.05	0
6	0.05	0
9	0.06	0
12	0.06	0
24	0.07	0.6
27	0.10	1.09
30	0.15	1.61
33	0.20	1.94
36	0.26	2.15
48	0.32	2.23
57	0.72	2.45
60	0.80	2.70
72	0.85	2.80

Condições de crescimento

Cultura bacteriana - *Lactobacillus acidophilus*

Temperatura de incubação - 37±2°C

Concentração do inóculo - 0,5% v/v

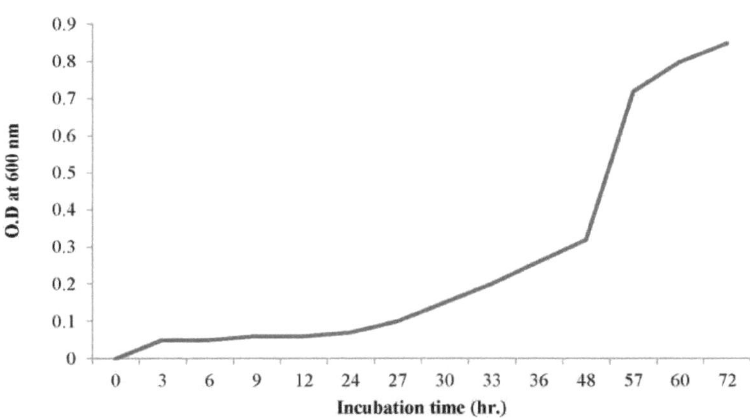

Fig.1: Crescimento de *Lactobacillus acidophilus* em caldo MRS em termos de densidade ótica

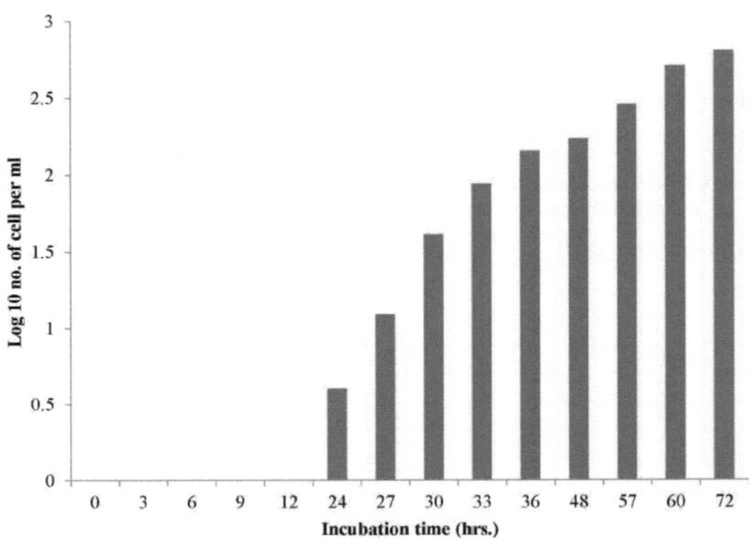

Fig.2: Crescimento de *Lactobacillus acidophilus* em ágar MRS em termos de contagem de células

Tabela 4.2: Crescimento de *Streptococcus thermophilus* em caldo nutriente e ágar nutriente em termos de densidade ótica e contagem de células

Incubation time (hrs)	Optical density at 600nm	Log10 no. of cell per ml
0	0.00	0.00
3	0.06	1.09
6	0.15	1.60
9	0.25	1.94
12	0.40	2.19
24	0.60	2.30
27	0.64	2.39
30	0.67	2.45
33	0.69	2.62
36	0.70	2.80
48	0.74	3.11
57	0.84	3.20
60	0.90	3.35
72	0.89	3.40

Condições de crescimento

Cultura bacteriana - Streptococcus *thermophilus*

Temperatura de incubação - 37±2°C
Concentração do inóculo - 0,5% v/v

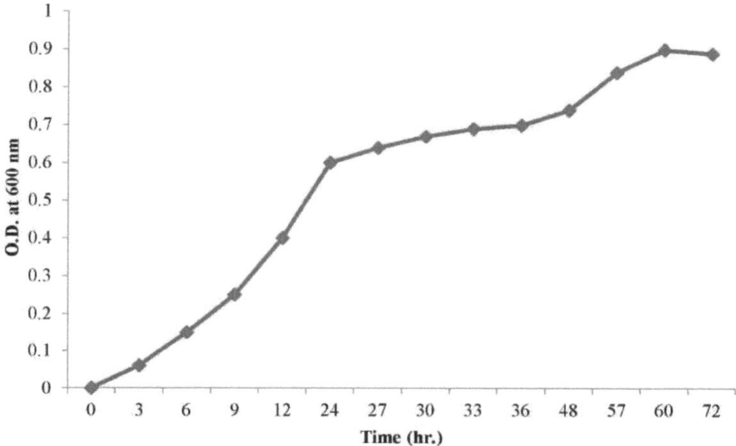

Fig.3: Crescimento de *Streptococcus thermophilus* em caldo nutriente em termos de densidade ótica

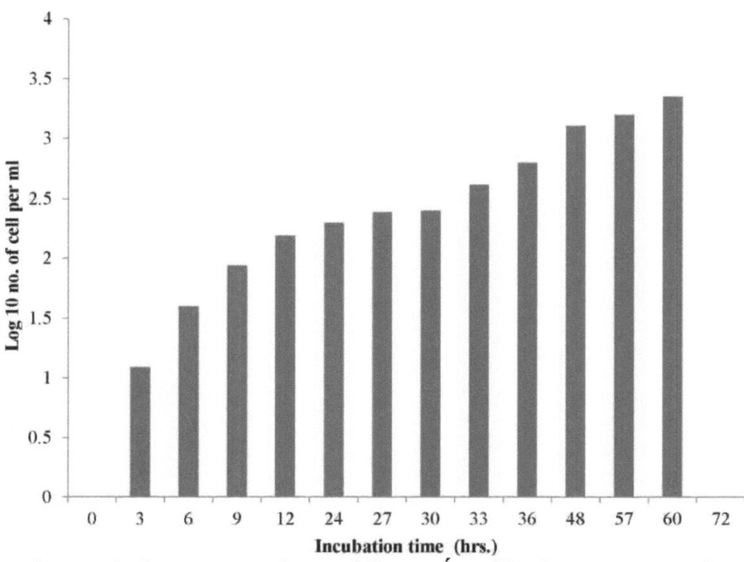

Fig.4: Crescimento de *Streptococcus thermophilus* em Ágar Nutriente em termos de contagem de células

4.2 Preparação do iogurte probiótico

4.2.1 Iogurte probiótico preparado apenas a partir de *Lactobacillus acidophilus*

As características físico-químicas do iogurte preparado com uma concentração de 0,5%v/v de inóculos foi de pH 3,84 às 0 horas e diminuiu para 3,81 às 72 horas, a % de acidez aumentou de 0,54 às 0 horas para 0,96 às 72 horas, o TSS não variou muito de 7,1 para 7,0 mas o rácio ácido Brix diminuiu de 13,15 às 0 horas para 7,29 às 72 horas. Quando a concentração de inóculos foi aumentada para 1,0%v/v, o pH foi de 3,88 às 0 horas, diminuindo para 3,79 às 72 horas, a % de acidez também aumentou de 0,51 para 0,89 às 72 horas, o TSS permaneceu quase constante em 7,1 e o rácio de ácido Brix diminuiu de 14,12 às 0 horas para 7,98 às 72 horas. Ao aumentar a concentração de inóculo para 1,5%v/v, observou-se novamente uma diminuição do pH às 72 horas (3,79) a partir das 0 horas (3,88), a % de acidez aumentou de 0,48 para 0,63 num período de 72 horas, o TSS permaneceu quase constante a 7,0 e o rácio de ácido Brix diminuiu de 15,21 (0 horas) para 11,11 (72 horas). Em todos os casos, as condições de crescimento foram mantidas constantes a 25±2°C.

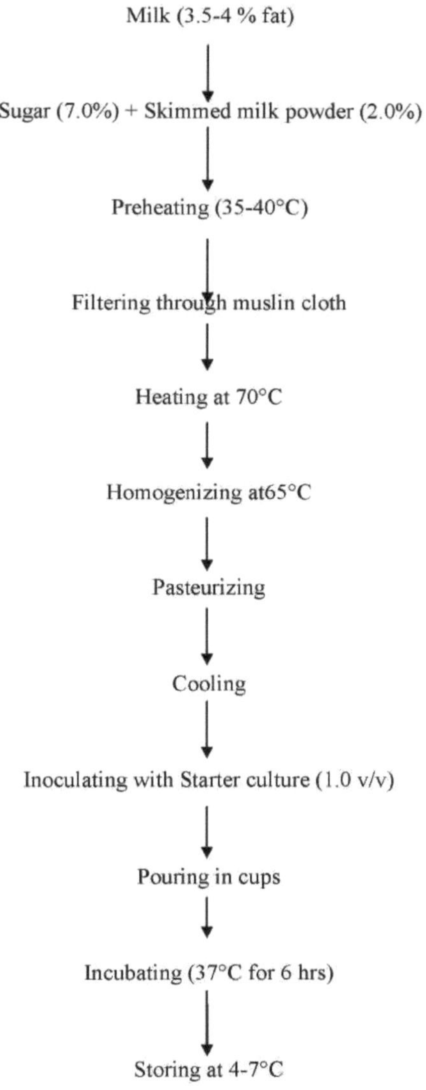

Fig.5: Passos para a produção de iogurte probiótico

Tabela 4.3: Efeito do armazenamento nas características físico-químicas do iogurte preparado a partir de - *L. acidophilus*

Inoculum Concentration – 0.5% v/v					
Incubation time (hrs)	**pH**	**Acidity %**	**TSS (°B)**	**Brix Acid Ratio**	**Total Plate count**
0	3.84	0.54	7.1	13.15	$7.53x10^7$
24	3.85	0.64	7.3	11.41	$7.27x10^7$
48	3.83	0.77	7.0	9.10	$6.77x10^8$
72	3.81	0.96	7.0	7.29	$8.27x10^7$
Inoculum Concentration - 1.0 % v/v					
0	3.86	0.51	7.2	14.12	$6.73x10^8$
24	3.87	0.57	7.1	12.46	$7.50x10^9$
48	3.85	0.70	6.9	9.86	$8.23x10^8$
72	3.77	0.89	7.1	7.98	$9.17x10^8$
Inoculum Concentration - 1.5 % v/v					
0	3.88	0.48	7.3	15.21	$3.54x10^9$
24	3.83	0.51	7.2	14.12	$5.92x10^9$
48	3.87	0.57	7.0	12.29	$8.78x10^9$
72	3.79	0.63	7.0	11.11	$4.99x10^9$

Condições de crescimento
Cultura bacteriana - *Lactobacillus acidophilus*
Temperatura de incubação - 25±2°C

4.2.2 Iogurte probiótico preparado apenas a partir de *Lactobacillus acidophilus* e *Streptococcus thermophilus*

As características físico-químicas do iogurte preparado com uma concentração de inóculo de 0,5%v/v de ambos os corantes foi de pH 3,78 às 0 horas e diminuiu para 3,72 às 72 horas, a % de acidez aumentou de 0,51 às 0 horas para 0,83 às 72 horas, o TSS não variou muito de 7,5 para 7,0, mas o rácio ácido Brix diminuiu de 14,70 às 0 horas para 8,433 às 72 horas. Quando a concentração de inóculos foi aumentada para 1,0%v/v cada, o pH foi de 3,82 às 0 horas, diminuindo para 3,66 às 72 horas, a % de acidez também aumentou de 0,44 para 0,89 às 72 horas, o TSS quase mudou de 8,0 para 7,0 em 72 horas e o rácio de ácido Brix diminuiu de 18,18 às 0 horas para 7,86 às 72 horas. Ao aumentar a concentração de inóculo para 1,5%v/v, observou-se novamente uma diminuição do pH às 72 horas (3,64) a partir das 0 horas (3,90), a % de acidez aumentou de 0,35 para 0,66 num período de 72 horas, o TSS variou de 6,8 para 7,0 e o rácio de ácido Brix diminuiu de 22,85 (0 horas) para 10,61 (72 horas). Em todos os casos, as condições de crescimento foram mantidas constantes a 25±2°C.

Tabela 4.4: Efeito do armazenamento nas características físico-químicas do iogurte preparado a partir de *L. acidophilus* e *S. thermophilus*

Inoculum Concentration - 0.5 % v/v each					
Incubation time (hrs)	**pH**	**Acidity %**	**TSS (°B)**	**Brix Acid Ratio**	**Total Plate count**
0	3.78	0.51	7.5	14.70	$6.50x10^{8}$
24	3.83	0.57	7.5	13.16	$8.27x10^{8}$
48	3.85	0.64	6.8	10.62	$8.47x10^{8}$
72	3.72	0.83	7.0	8.433	$8.77x10^{8}$
Inoculum Concentration – 1.0 % v/v each					
0	3.82	0.44	8.0	18.18	$7.43x10^{9}$
24	3.90	0.54	7.5	13.88	$8.51x10^{9}$
48	3.84	0.61	6.9	11.31	$8.23x10^{9}$
72	3.66	0.89	7.0	7.86	$7.27x10^{9}$
Inoculum Concentration - 1.5 % v/v each					
0	3.90	0.35	8.0	22.85	$5.54x10^{9}$
24	3.75	0.40	6.9	17.25	$6.72x10^{10}$
48	3.75	0.45	6.8	15.11	$8.21x10^{10}$
72	3.64	0.66	7.0	10.61	$8.33x10^{9}$

Condições de crescimento

Cultura bacteriana - *Lactobacillus acidophilus e Streptococcus thermophilus* Temperatura de incubação - 25±2°C

4.3 Estudos de prazo de validade

O estudo do prazo de validade do iogurte probiótico acabado de preparar, armazenado à temperatura ambiente e no frigorífico, foi estudado e avaliado com base nas propriedades físico-químicas durante um período de 72 horas (3 dias).

4.4 Avaliação organoléptica de iogurtes probióticos

4.4.1 Iogurte probiótico contendo *Lactobacillus acidophilus de* uma só mancha

A pontuação média dos testes de aceitabilidade do iogurte formulado pelo painel de peritos de 10 juízes, utilizando nove escalas hedónicas, é apresentada no Quadro 4.5. Foram preparadas três amostras de iogurte utilizando diferentes concentrações de inóculo do corante *(L.acidophilus)* e a coalhada normal disponível no mercado foi utilizada como padrão. A pontuação média de cor mais elevada para A3 (1,5% v/v) foi de 7,87, o que foi muito apreciado. As pontuações médias para o aspeto e o sabor foram de 8,00 e 7,60, que foram as mais elevadas quando comparadas com outras amostras. A pontuação média da textura e do sabor também foi mais elevada no caso do A3, ou seja, 7,97 e 8,13, respetivamente, em comparação com outras amostras (A1 e A2), bem como com o controlo. A aceitabilidade global também foi mais elevada, 8,37, e foi extremamente apreciada. No caso das amostras com menor concentração de inóculo, a pontuação média foi inferior à da amostra A3 e a aceitabilidade global também foi inferior à da amostra A3. Por conseguinte, os indivíduos do sexo masculino em risco de doença coronária foram suplementados com A3, contendo 1,5% v/v de concentração de inóculos de *Lactobacillus acidophilus.*

4.4.2 Iogurte probiótico contendo duas manchas *Lactobacillus acidophilus* e *Streptococcus thermophilus*

A pontuação média dos ensaios de aceitabilidade do iogurte formulado pelo painel de peritos de 10 juízes, utilizando uma escala hedónica de nove, é apresentada no Quadro 4.5. Foram preparadas três amostras de iogurte utilizando diferentes concentrações de inóculo dos corantes *(L.acidophilus* e *S'. thermophilus)* e a coalhada normal disponível no mercado foi utilizada como padrão. A pontuação média de cor mais elevada para B2 (1,0% v/v cada) foi de 8,57, o que foi extremamente apreciado. As pontuações médias para a aparência e o sabor foram 8,23 e 7,83, que foram as mais elevadas quando comparadas com outras amostras. A pontuação média da textura e do sabor também foi mais elevada no caso do B2, ou seja, 8,57 e 8,10, respetivamente, em comparação com outras amostras (B1 e B3), bem como com o controlo. A aceitabilidade global também foi mais elevada, 8,30, e foi extremamente apreciada. No caso das amostras com concentração de inóculo de 0,5 % v/v, ou seja, B1 e 1,5% v/v, ou seja, B3, a pontuação média diminuiu em comparação com B2 e a aceitabilidade global também foi inferior à da amostra B2. Por conseguinte, os indivíduos do sexo masculino em risco de doença coronária foram suplementados com B2, contendo 1,0% v/v de concentração de inóculos de ambas as colorações, ou seja, *Lactobacillus acidophilus* e *Streptococcus thermophilus.*

Tabela 4.5: Pontuação organoléptica do iogurte probiótico (média ± SE)

Sample	Color	Appearance Acceptability	Flavor	Texture	Taste	Overall
Control	7.50±0.17	7.60±0.13	6.77±0.14	7.73±0.13	6.30±0.19	6.87±0.12
A1	7.63±0.14	7.30±0.13	6.97±0.11	7.07±0.14	7.16±0.11	7.33±0.11
A2	7.60±0.12	7.57±0.12	7.30±0.09	7.60±0.14	7.60±0.12	7.63±0.08
A3	7.87±0.14	8.00±0.16	7.60±0.11	7.97±0.13	8.13±0.12	8.37±0.12
B1	7.87±0.12	7.67±0.12	7.16±0.11	7.80±0.13	7.30±0.10	7.37±0.09
B2	8.17±0.14	7.90±0.13	7.73±0.12	8.07±0.10	8.10±0.11	8.30± 0.11
B3	8.50±0.12	8.23±0.13	7.83±0.10	8.53±0.11	7.97±0.13	8.00±0.11
F-Ratio	6.44**	5.69**	11.66**	11.85**	24.00**	24.77**
CD at 5%	.39	.38	.33	.36	.38	.31

1 Significativo a um nível de significância de 5%
Controlo - Coalhada normal
A1 = 0,5% *Lactobacillus acidophilus*
A2 = 1,0% *Lactobacillus acidophilus*
A3 = 1,5% *Lactobacillus acidophilus*
B1 = 0,5% *Lactobacillus acidophilus* + 0,5% *Streptococcus thermophilus*
B2 = 1,0% *Lactobacillus acidophilus* + 1,0% *Streptococcus thermophilus*
B3 = 1,5% *Lactobacillus acidophilus* + 1,5% *Streptococcus thermophilus*

4.5 PRESSÃO ARTERIAL DOS INDIVÍDUOS ANTES E DEPOIS DA SUPLEMENTAÇÃO DE YOUGRT PROBIÓTICO

A pressão arterial dos indivíduos registada antes e depois da toma do suplemento é apresentada no quadro 4.6. A hipertensão é um forte fator de risco para lesões cardíacas e dos vasos sanguíneos e está associada a uma elevada morbilidade e mortalidade.

4.5.1 Pressão arterial sistólica (PAS) O valor médio inicial e final da PAS registado nos três grupos foi de 131,46±1,62, 132,42±2,01, 135,39±1,79 mm Hg e 124,16±1,50, 124,12±2,25, 134,19±1,92 mm Hg, respetivamente. Foi observada uma diminuição significativa ($p<0,01$) nos grupos E1 (7,3 mm Hg) e E2 (8,5 mm Hg), ao passo que foi observada uma diminuição não significativa, ou seja, 1,2 mm Hg, no grupo C. Os estudos indicaram que o consumo de leite fermentado com várias estirpes de BAL pode resultar em reduções modestas da pressão arterial, um efeito possivelmente relacionado com os péptidos semelhantes a inibidores da ECA produzidos durante a fermentação (Sander, 2010).

4.5.2 Pressão arterial diastólica (PAD)Os dados registados revelaram que a pressão arterial diastólica inicial e final registada foi de 86,42±1,24, 88,24±1,98, 89,64±1,50 mm Hg e 82,32±1,25, 83,34±1,68, 88,01±1,58 mm Hg nos três grupos, respetivamente. Observou-se uma diminuição significativa na PAD nos grupos E1 (5,90 mm Hg), E2 (4,9 mm Hg) e C (1,63 mm Hg), ao passo que no grupo C não se registou uma diminuição significativa. A diminuição da pressão arterial foi muito apreciável no grupo E2 em comparação com o grupo E1. Foram documentados efeitos anti-hipertensivos em modelos animais e em adultos ligeiramente hipertensos para três compostos derivados do crescimento de certos lactobacilos: 1) leite fermentado contendo dois tripeptídeos derivados da ação proteolítica de *L. helveticus* na caseína do leite; 2) componentes da parede celular bacteriana de extractos celulares de lactobacilos; e 3) leite fermentado contendo ácido gama-amino-butírico derivado da fermentação. A pressão arterial sistólica foi de

Tabela 4.6 Pressão arterial média dos indivíduos antes e depois da suplementação com iogurtes probióticos

Variables	Before	After	Difference	% Change	t-value	Reference Standard
E_1						
Systolic BP	131.46±1.62	124.16±1.50	-7.30	5.55	3.12**	120^
Diastolic BP	86.42±1.24	82.32±1.25	-4.1	4.74	3.02**	80^
E2						
Systolic BP	132.42±2.10	124.12±2.25	-8.3	**6.26**	3.32**	120^

Diastolic BP	88.24±1.98	83.34±1.68	-4.9	**5.55**	3.50**	80^
C						
Systolic BP	135.39±1.79	134.19±1.92	-1.2	0.88	0.32 (NS)	120^
Systolic BP	89.64±1.50	88.01±1.58	-1.63	1.82	0.35 (NS)	80^

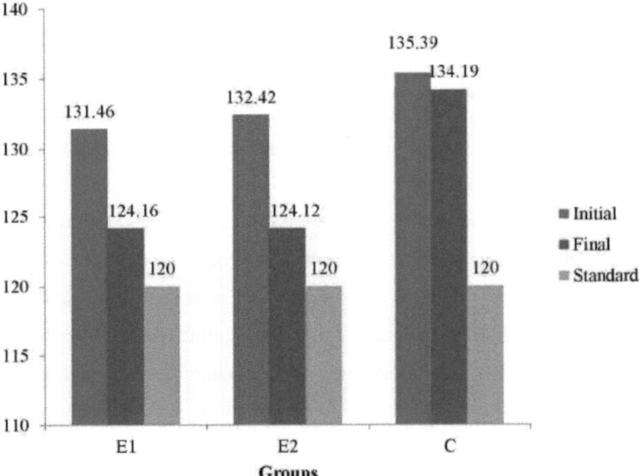

Fig.6: Média da PAS dos indivíduos

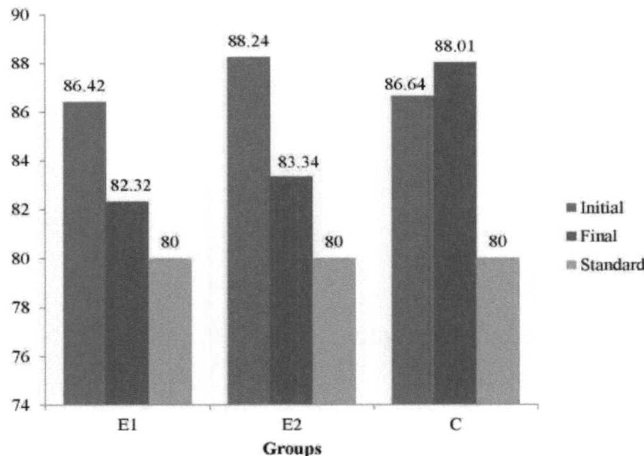

Fig.7: PAD média dos indivíduos

diminuiu na ordem dos 10-20 mm Hg. Estes resultados sugerem que o consumo de certos lactobacilos, ou de produtos fabricados a partir deles, pode reduzir a tensão arterial em pessoas ligeiramente hipertensas (USProbiotics.org, 2010).

A leitura dos dados revelou que a pressão sanguínea média nos grupos experimentais diminuiu ($p<0,01$) significativamente após o período de suplementação, ao passo que foi observada uma diminuição não significativa da pressão sanguínea no grupo de controlo. As bactérias probióticas ou os seus produtos finais de fermentação são eficazes na mediação de um efeito anti-hipertensivo ligeiro. Sanders (1999) concluiu que a enzima peptidase, que actua sobre as ligações peptídicas da proteína do leite, produz tripeptídeos que inibem ainda mais a enzima de conversão da angiotensina 1, contribuindo assim para a redução da pressão arterial. De acordo com Lye *et al.* (2010), os probióticos demonstraram um potencial anti-hipertensivo através da melhoria dos perfis lipídicos, da resistência à insulina, da modulação da renina e da bioconversão de isoflavonas bioactivas. Estes resultados positivos sugerem a utilização potencial de alternativas alimentares, como os probióticos, para aliviar a ocorrência de doenças metabólicas. Além disso, o iogurte probiótico é rico em sais como o magnésio e o potássio, que afectam o controlo da pressão sanguínea através da regulação da transmissão do impulso nervoso, da vasodilatação e da manutenção de um ritmo cardíaco regular.

4.6 PERFIL LIPÍDICO SANGUÍNEO DOS INDIVÍDUOS ANTES E DEPOIS DA INGESTÃO DE PROBIÓTICOS

Os perfis lipídicos sanguíneos dos indivíduos foram avaliados antes e depois da suplementação e são apresentados na Tabela 4.7.

4.6.1 Colesterol total Os valores médios do colesterol total antes e depois do período de suplementação nos três grupos foram 209,33±5,12, 212,90±5,61, 218±4,47 e 180,06±4,46, 178,36±4,54, 219,5±5,14 mg/dl. Foi registada uma diminuição altamente significativa ($p<0,01$) nos grupos E1 e E2, ao passo que foi observada uma diminuição no grupo C, mas não significativa. O efeito de redução do colesterol do iogurte probiótico pode dever-se à assimilação do colesterol pelas manchas para o seu próprio metabolismo Xiao *et al* (2003) também estudaram 32 indivíduos humanos com colesterol total sérico entre 220 e 280 mg/dl e mostraram que a ingestão diária de 300 ml de iogurte magro durante quatro semanas, preparado com as duas culturas de iogurte normais mais *B. longum BLI*, resultou numa redução significativa do colesterol total sérico dos indivíduos. Jafari *et al* (2009) também concluíram que o iogurte contendo duas estirpes de bactérias probióticas, *L. acidophilus* e *B. lactis,* teve um efeito de redução do colesterol em indivíduos hipercolesterolémicos.

4.6.2 Triglicéridos (TG) Como se mostra na Tabela 4.28, os valores médios iniciais e finais de TG registados nos três grupos foram 206,1±6,51, 202,23±7,22, 210,6±5,45 e 192,73±5,62, 186,96±5,17, 212,4±4,77 mg/dl. Foi observada uma diminuição muito significativa ($p<0,01$) nos grupos E1 e E2, ao passo que no grupo C não foi observada uma diminuição significativa. Os triglicéridos são importantes, pois influenciam a deposição de lípidos e o mecanismo de coagulação. O consumo de dois comprimidos (0,5 g por cápsula de pó seco de *Bacillus coagulans*) diariamente durante 60 dias diminuiu o colesterol LDL em 31-43% e o nível sérico de tri-glicéridos em 11-16%, enquanto aumentou o nível de colesterol HDL em 7-15%. Noutro estudo, quando 250g de coalhada e 350 ml de leitelho foram administrados durante 30 dias a 20 pacientes hipercolesterolémicos, resultou na redução do colesterol sérico total (10,30%) e na melhoria do nível de HDL (3,56%) (Pawan e Bhatia 2007). Nguyen *et al.* (2007) também relataram uma redução do colesterol sérico total (redução de 7%) e dos triglicéridos (redução de 10%) em comparação com o controlo após a suplementação com iogurte probiótico.

4.6.3 Colesterol de lipoproteína de alta densidade (HDL-C) Os valores médios iniciais e finais do HDL-C foram registados como 41,06±1,46, 43,96±1,86, 44,73±2,25 mg/dl e 42,47±1,41, 45,67±0,97, 44,9±2,23 mg/dl nos três grupos, respetivamente. Registou-se um aumento altamente significativo (p<0,01) nos grupos E1 e E2, ao passo que se observou uma diminuição não significativa no grupo C. As HDL eliminam o colesterol do sangue e dos tecidos e transportam-no para o fígado, onde é processado para ser excretado, sendo por isso designadas por colesterol bom. O nível circulante de HDL-C é um forte indicador do risco de aterosclerose (ATP III, 2010)

4.6.4 Colesterol de lipoproteína de baixa densidade (LDL-C) Os dados recolhidos revelaram que os valores médios iniciais e finais foram 127,04±5,25, 128,44±5,72, 131,14±5,01 mg/dl e 108,88±4,92, 106,44±4,94, 132,12±4,76 mg/dl nos três grupos, respetivamente. Foi registada uma diminuição altamente significativa (p<0,01) nos grupos El e E2, ao passo que foi observada uma diminuição não significativa no grupo C. Oio e Loing, (2010) referiram que as manchas probióticas também podem reduzir o nível de colesterol, penetrando na molécula de colesterol e degradando-a nos seus produtos catabólicos. Além disso, o nível de colesterol também pode ser indiretamente reduzido pela desconjugação do colesterol aos ácidos biliares, reduzindo assim o pool total do corpo. Tanaka *et al* (2009) demonstraram que a administração de cápsulas contendo 100 mg de *Lactobacillus paracasei* esterilizado pelo calor a 40 indivíduos de ambos os sexos com hipercolesterolemia ligeira e limítrofe reduziu significativamente os níveis séricos de colesterol total e de colesterol LDL em 9,4% e 13,2%, respetivamente. O colesterol LDL é um forte aterogéneo, pois favorece a deposição de lípidos nos tecidos, incluindo nos vasos sanguíneos. Por isso, é conhecido como colesterol mau.

4.6.5 Colesterol de lipoproteína de densidade muito baixa (VLDL-C) Os valores médios iniciais de VLDL-C eram 41,22±1,30, 40,49±1,47 e 42,12±1,10 mg/dl e, após o período de suplementação, os valores diminuíram para 39,34±1,12, 38,39±1,15 e 42,48±1,00 mg/dl nos três grupos E1, E2 e C, respetivamente. Foi observada uma redução estatisticamente significativa (p<0,01) nos grupos El e E2, ao passo que no grupo C não se registou uma diminuição significativa.

Tabela 4.7: Perfil lipídico dos indivíduos antes e depois da suplementação com iogurtes probióticos

Variables	Group	Before	After	Difference	% Change	t-value	Reference standard
TC (mg/dl)	E_1	209.33±5.12	180.06±4.46	-29.27	13.98	7.81**	
	E_2	212.90±5.61	178.36±4.54	-34.54	16.22	5.40**	<200^
	C	218±4.47	219.5±5.14	1.5	0.68	1.97**	
TG (mg/dl)	E_1	206.1±6.51	196.73±5.62	-13.37	6.48	7.82**	
	E_2	202.23±7.22	186.96±5.17	-15.27	7.75	5.27**	<150^
	C	210.6±5.45	212.4±4.77	1.8	0.85	1.97NS	
LDL-C (mg/dl)	E_1	127.04±5.25	108.88±4.92	-16.16	12.02	8.08**	
	E_2	128.44±5.72	106.44±4.94	-22	17.12	9.53**	130-160^
	C	131.14±5.01	132.12±4.76	0.98	0.75	1.40(NS)	
HDL-C (mg/dl)	E_1	41.06±1.46	42.47±1.42	1.41	3.21	5.91**	
	E_2	43.96±1.86	45.67±0.97	1.71	3.89	3.14**	40-60^
	C	44.73±2.25	44.9±2.23	0.17	0.38	1.07(NS)	
VLDL-C (mg/dl)	E_1	41.22±1.30	39.34±1.12	-1.88	4.56	7.02**	
	E_2	40.49±1.47	38.39±1.15	-2.1	5.18	5.36**	<40^
	C	42.12±1.10	42.48±1.00	0.36	0.85	1.19(NS)	
TC :HDL-C (mg/dl)	E_1	5.10±0.21	4.23±0.11	-0.87	17.06	11.71**	
	E_2	4.84±0.21	3.91±0.75	-0.93	19.21	10.10**	<4.5@
	C	4.88±0.23	4.89±0.23	0.01	0.21	0.92(NS)	
	E_1	3.09±0.18	2.56±0.13	-0.53	17.15	10.49**	
LDL-C:HDL-C (mg/dl)	E_2	2.92±0.18	2.33±0.17	-0.59	20.20	9.81**	<3#
	C	2.90±0.20	2.94±0.18	0.04	1.37	0.87(NS)	

1Significativo ao nível de 5% de significância **Significativo ao nível de 1% de significância NS (não significativo)^ ATP III (2010) @ Anónimo (2007) # Castelli *et al* (1997)

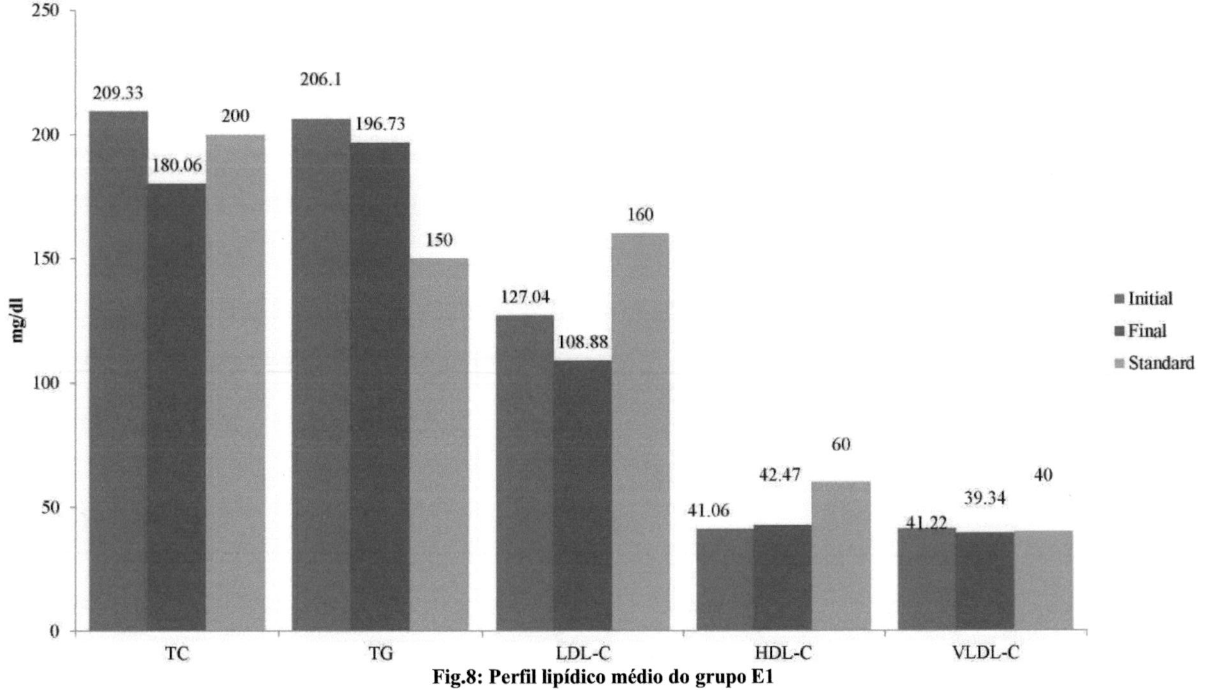

Fig.8: Perfil lipídico médio do grupo E1

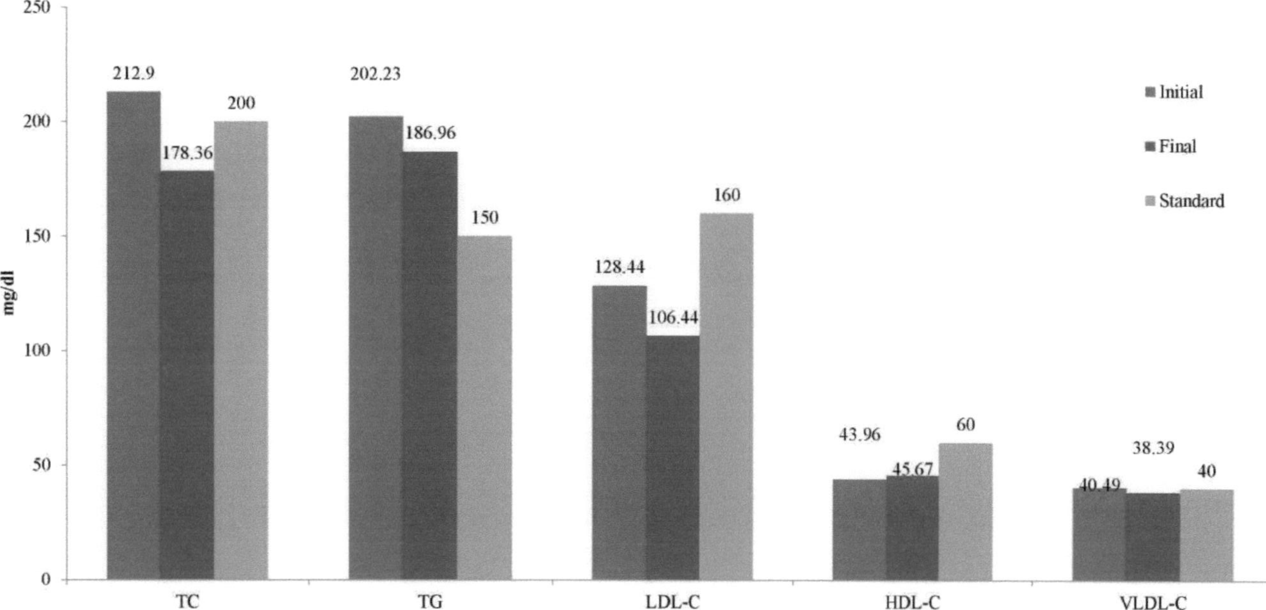

Fig.9: Perfil lipídico médio do grupo E2

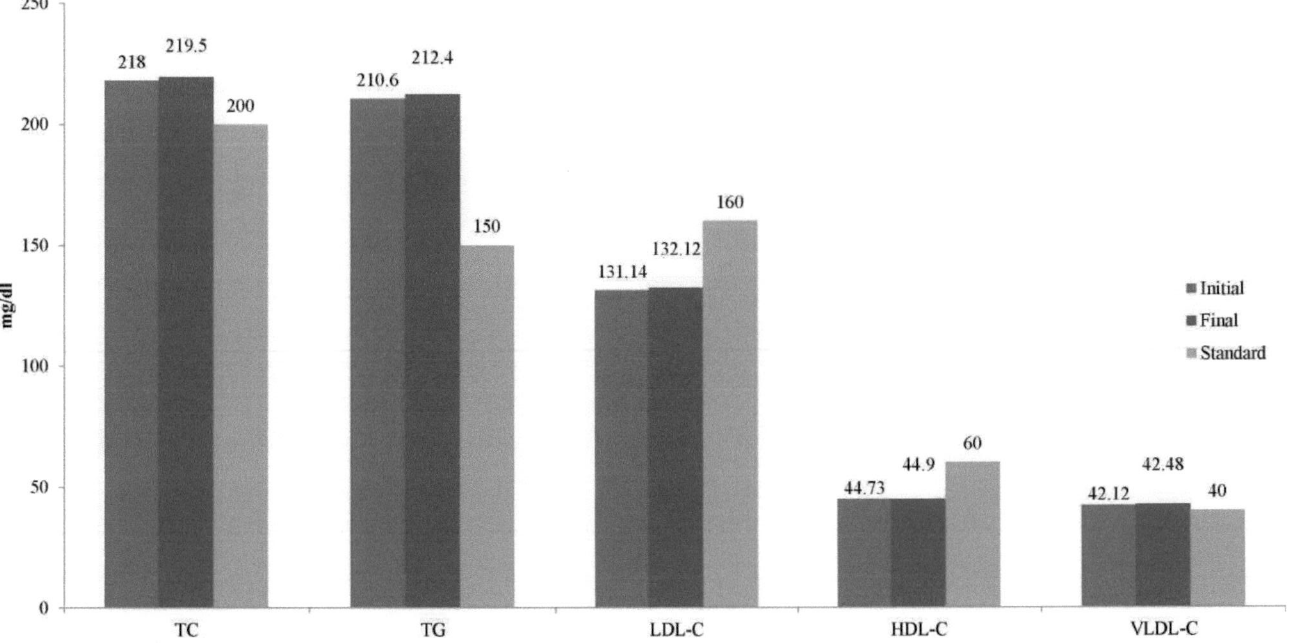

Fig.10: Perfil lipídico médio do grupo C

4.6.6 TC: HDL-C O rácio médio de TC: HDL-C antes e depois da suplementação foi de 5,10±0,21, 4,84±0,21, 4,88±0,23 e 4,23±0,11, 3,91±0,75, 4,89±0,23 nos três grupos, respetivamente. Foi observada uma redução estatisticamente (p<0,01) significativa nos grupos E1 e E2, ao passo que foi observada uma redução não significativa no grupo C. Kavitha e Kameswaran (2007) demonstraram que 100 ml/dia de suplemento de iogurte contendo *L. sporogenes, L. bulgaricus* e *S'. thermophilus* foi administrado durante 60 dias a doentes hipercolesterolémicos, resultando na redução dos níveis séricos de colesterol e colesterol LDL para 14,8%.

4.6.7 LDL: HDL-C Os rácios LDL: HDL-C iniciais e finais nos três grupos foram de 3,09±0,18, 2,92±0,18, 2,90±0,20 e 2,56±0,13, 2,33±0,17, 2,94±0,18, respetivamente. Foi observada uma redução estatisticamente significativa (p<0,01) nos grupos E1 e E2, ao passo que no grupo C não foi observada uma redução significativa.

Lye *et al.* (2010) avaliaram a conversão do colesterol em coprostanol por estirpes de lactobacilos e verificaram que o colesterol diminuiu e o coprostanol aumentou após a fermentação por estirpes probióticas. O coprostanol é posteriormente excretado nas fezes, reduzindo assim o colesterol total no pool corporal. Existem alguns estudos em humanos que sugerem que os níveis de colesterol no sangue podem ser reduzidos pelo consumo de alimentos lácteos contendo probióticos por pessoas com colesterol elevado no sangue (USProbiotics.org, 2010).

4.7 Coeficiente de correlação entre diferentes determinantes

4.7.1 Coeficiente de correlação entre a ingestão de nutrientes e o perfil lipídico

O coeficiente de correlação (r) entre os diferentes factores determinantes é apresentado no quadro: 4.8 Como se pode ver no quadro, o coeficiente de correlação (r) entre a ingestão de proteínas e o colesterol total (CT), o colesterol LDL, os hidratos de carbono e o colesterol HDL, a gordura total e os triglicéridos (TG) e o colesterol total foi positivo e significativo (p<0,01) no grupo E1. No caso do grupo C, verificou-se uma correlação significativa e positiva entre a CT e as proteínas e a gordura total, entre os TG e a gordura total, entre o colesterol HDL e os hidratos de carbono e entre o colesterol LDL e as proteínas.

Quadro 4.8: Coeficiente de correlação (r) entre a ingestão de nutrientes e vários perfis lipídicos

Grupo E1

Variables	Energy	Protein	Carbohydrates	Total fat
TG	0.1405*	0.0448	0.1788	0.2115**
TC	0.1032	0.2028**	0.0361*	0.2813**
HDL-C	0.1210*	0.1612*	0.2103**	0.0771

LDL-C	0.0771	0.2113**	0.1033*	0.0531
VLDL-C	-	0.1702	0.1278	0.1652

Group E_2

Variables	Energy	Protein	Carbohydrates	Total fat
TG	0.1713	0.1978	0.2150*	0.3056**
TC	0.2091*	0.3128**	0.2444*	0.3463**
HDL-C	0.0166	0.1055	0.3075**	0.1745
LDL-C	0.2029*	0.2567**	0.1745	0.2713*
VLDL-C	0.0554	0.0374	0.1329	0.1178

Group C

Variables	Energy	Protein	Carbohydrates	Total fat
TG	0.1951*	0.1236	0.1039	0.2044*
TC	0.1349	0.2118*	0.1916	0.2323**
HDL-C	0.1178	0.2628	0.2125*	0.1841
LDL-C	0.1967	0.3007*	0.1869*	0.1709
VLDL-C	0.1786		0.1078	

*Significativo a um nível de significância de 5%

** Significativo ao nível de 1% de significância

A análise global dos dados indicou que foi observada uma alteração máxima nos valores dos indivíduos do grupo E2, seguida do grupo E1. Assim, a partir dos resultados anteriores, pode inferir-se que a suplementação com 150 ml de iogurte probiótico contendo mais do que uma estirpe durante dois meses é uma medida eficaz para trazer melhorias favoráveis e significativas nos doentes com doença coronária, em comparação com o iogurte probiótico contendo uma única estirpe, ajudando assim a retardar as complicações secundárias. Assim, o iogurte probiótico é certamente uma panaceia para os doentes que correm o risco de sofrer de doença coronária. Um produto lácteo que contenha probióticos constitui um "pacote alimentar funcional" saudável, para além das vitaminas, cálcio, outros minerais e proteínas obtidos a partir de produtos lácteos. O consumo de três ou mais porções de produtos lácteos por dia tem sido associado a níveis mais baixos de obesidade e, consequentemente, a uma menor incidência de hipertensão e de doenças cardíacas. A dieta DASH (Dietary Approaches to Stop Hypertension) também recomenda três porções de produtos lácteos com baixo teor de gordura. Considerando todas estas descobertas, os produtos lácteos combinados com bactérias probióticas resultam numa melhoria do estado de saúde.

CAPÍTULO V

RESUMO

O presente estudo intitulado "Hypocholesterolemic effect of probiotics on at risk Coronary Heart Diseased males" (Efeito hipocolesterolémico dos probióticos em homens com doença coronária em risco) foi realizado em 90 indivíduos do sexo masculino com idades compreendidas entre os 40 e os 50 anos do hospital da Universidade Agrícola de Punjab, Ludhiana. Os principais factores de risco observados nos indivíduos foram a hipercolesterolemia, a hipertrigliceridemia e a hipertensão. Os indivíduos foram igualmente divididos em três grupos, ou seja, E1, E2 e C. O estudo foi efectuado em três fases. Na fase I, foram registadas informações gerais sobre a idade, o tipo e a dimensão da família, a educação, a profissão, os rendimentos, os aspectos do estilo de vida, a história clínica, o tabagismo, o consumo de álcool, os hábitos alimentares e a ingestão de alimentos de todos os sujeitos. Foram registadas as medidas antropométricas, a pressão arterial e o perfil lipídico sanguíneo dos indivíduos. Foi efectuada uma estimativa do perfil lipídico no sangue. Na fase II, os indivíduos dos grupos E1 e E2 foram aconselhados a consumir iogurtes probióticos contendo *L.acidophilus* (1,5% v/v) e outro contendo *L.acidophilus* juntamente com *S.thermophilus* (1,0% v/v cada), respetivamente, juntamente com o almoço. Na fase III, observou-se o impacto da suplementação do iogurte probiótico na ingestão de alimentos, antropometria, pressão arterial e perfil lipídico do sangue. Com base na informação registada na Fase I e na Fase III do estudo, os resultados foram analisados estatisticamente.

De acordo com as informações gerais, os resultados revelaram que a maioria dos indivíduos dos grupos E1, E2 e C tinham idades compreendidas entre os 45 e os 50 anos.

Após o período de suplementação, observou-se uma redução significativa ($p<0,01$) da PAS de 131,46±1,62 e 132,42±2,10 mm Hg para 124,16±1,50 e 124,12±2.25 mm Hg nos grupos E1 e E2, respetivamente, e uma redução significativa ($p<0,01$) da PAD de 86,42±1,24 e 88,24±1,98 mm Hg para 82,32±1,25 e 83,34±1,68 mm Hg nos grupos experimentais E1 e E2. Foram observados resultados não significativos no caso do grupo de controlo, ou seja, o grupo C.

Observou-se uma redução altamente significativa ($p<0,01$) do colesterol total após a suplementação nos grupos experimentais, ou seja, de 209,33±5,12 e 212,90±5,61 para 180,06±4,46 e 178,36±4.52 nos grupos E1 e E2, respetivamente, e observou-se uma redução significativa ($p<0,01$) dos triglicéridos de 206,1±6,51 e 202,23±7,22 para 196,73±5,62 e 186,96±5,17 nos grupos E1 e E2, respetivamente. Foi observado um aumento significativo ($p<0,05$) no colesterol HDL de 41,06±1,46 e 43,96±1,86 para 42,47±1,42 e 45,67±0,97 nos grupos E1 e E2, respetivamente. Foi observada uma diminuição altamente significativa ($p<0,01$) do LDL-C nos grupos E1 e E2, ou seja, de 127,04±5,25 e 128,44±5,72 para 108,88±4,92 e 106,44±4,94, respetivamente. Foi observada uma diminuição altamente significativa ($p<0,01$) do VLDL-C nos grupos E1 e E2, de 41,22±1,30 e 40,49±1,47 para 39,34±1,12 e 38,39±1,15, respetivamente. A redução de CT: HDL-C e LDL: HDL-C diminuiu significativamente ($p<0,01$) em ambos os grupos Ei e E2, ao passo que no grupo C foi observada uma diminuição não significativa de CT, TG, LDL-C, HDL-C, VLDL-C, TC: HDL-C e LDL:HDL-C.

O exame minucioso dos dados indicou que foi observada uma melhoria máxima nos indivíduos do grupo E2, seguido do grupo Ei. Assim, a partir dos resultados anteriores, pode inferir-se que o iogurte probiótico contendo uma única estirpe de *L.acidophilus* e duas estirpes de *L.acidophilus* e *S.thermophilus*, suplementado durante dois meses, foi uma medida eficaz para trazer melhorias favoráveis e significativas em homens com DCC em risco.

luz do presente inquérito, foram tiradas as seguintes conclusões:

- Foi observada uma diminuição significativa da PA após a suplementação de iogurte probiótico, que é uma boa fonte de cálcio, potássio e magnésio, o que ajuda a reduzir a pressão arterial.
- A suplementação com iogurte probiótico contendo estirpes de *Lactobacillus acidophilus* isoladamente e *Lactobacillus acidophilus* juntamente com *Streptococcus thermophilus* teve um efeito significativo na melhoria do perfil lipídico dos indivíduos, tal como indicado pela diminuição do colesterol total, LDL-C, VLDL-C, TC:HDL-C e LDL:HDL-C e aumento do HDL-C. Este facto deveu-se à assimilação (remoção) do colesterol e à desconjugação dos ácidos biliares no intestino delgado, que podem ser importantes para a redução da concentração de colesterol no sangue e, consequentemente, para a redução dos riscos de doença coronária (CHD) e para a desconjugação enzimática dos ácidos biliares pela hidrolase do sal biliar dos probióticos. Foi observada uma melhoria mais significativa nos indivíduos suplementados com iogurte contendo ambas as estirpes.

A partir dos resultados obtidos, são formuladas as seguintes recomendações:

- O uso de iogurte contendo estirpes probióticas como *Lactobacillus acidophilus* e *Streptococcus thermophilus* deve ser encorajado, uma vez que ajuda a melhorar o perfil lipídico e pode ser facilmente incorporado na nossa dieta diária, juntamente com as refeições. Um produto lácteo que contenha probióticos é um agente imunoterapêutico alternativo seguro e um "pacote alimentar funcional" saudável, para além das vitaminas, cálcio, outros minerais e proteínas obtidos a partir dos produtos lácteos. As pessoas devem ser encorajadas a consumir iogurte probiótico, uma vez que é natural, seguro, não tem efeitos secundários e é uma alternativa económica aos medicamentos hipolipidémicos habitualmente utilizados.
- Devem ser encorajadas modificações na dieta, como o aumento do consumo de cereais integrais, leguminosas integrais, rebentos, frutos frescos e vegetais de folha verde, uma vez que contêm antioxidantes e são pobres em gordura, energia e ricos em fibras. O consumo excessivo de alimentos refinados e transformados, leite gordo e produtos lácteos, açúcar, gorduras e óleos, sal adicionado e alimentos salgados deve ser desencorajado entre os indivíduos com risco de doença coronária. Em vez disso, deve consumir-se leite desnatado ou com baixo teor de gordura e produtos lácteos, uma vez que são fontes ricas de cálcio, potássio, magnésio e proteínas, que são cardioprotectores. O álcool, o tabaco e o tabagismo também devem ser evitados. O aconselhamento nutricional de longa duração também deve ser dado aos indivíduos com risco de doença coronária.

- Recomenda-se uma alteração terapêutica do estilo de vida que, juntamente com modificações na dieta, inclua a prática regular de exercício físico durante 30 minutos por dia para um nível básico de aptidão física. A atividade física reduz o colesterol total, os triglicéridos e os fibrogénios no sangue, aumenta o colesterol HDL e reduz a pressão arterial sistólica e diastólica. Devem ser efectuados regularmente exames de saúde para identificar e estimar os factores de risco, especialmente após os 40 anos de idade. É aconselhável manter um peso corporal ideal e seguir um estilo de vida ativo e saudável.

REFERÊNCIAS

Aadahl, M., Von Huth Smith, L., Pisinger, C., Toft, UN, Glmer, C., Borch-Johnsen, K., et Al. (2009). A mudança de cinco anos na atividade física está associada a mudanças nos fatores de risco de doenças cardiovasculares: o estudo Inter99. Medicina Preventiva, 48(4): 326-331.

Painel de tratamento de adultos III (2010) Terceiro relatório do painel de especialistas sobre detecção, avaliação e tratamento de colesterol elevado no sangue em adultos (Http://Hp2010.Nhlbihin.Net/Atpiii/Calculator.Asp).

E não-vegetarianos de Kerela. Ind J Nutr Dietet 44: 338-45.

Anônimo (2007) Mortes por ataques cardíacos na Índia dobrarão até 2015. (Www.Managementparadise.Com/.../21637-Heart-Attack-Deaths-India- Double-2015- A.Htm).

Anônimo (2010) Doença cardíaca em Punjab. Hindustan Times, 24 de setembro de 2010.

Bahl N S (2008) O efeito ômega no corpo + mente The Indian Express, 17 de fevereiro

Bazarre TL, Liuwu S e Yuhas JM (1983). Concentração de colesterol total e HDL após suplementação de iogurte e cálcio. Nutr Rep Int 28: 1225-32.

Bhatnagar D, Soran H, Durrington PN (2008) "Hipercolesterolemia e seu manejo". BMJ337: 992-993.

Bugajska J, Michalak JM, Jedryka-Goral A, Konarska M. (2009) Fatores de risco de doença coronariana e risco cardiovascular em trabalhadores físicos e gerentes. Int J Ocupa Saf Ergon 15(1):35-43.

Chiang YR, Ismail W, Heintz D, Schaeffer C, Van Dorsselaer A, Fuchs G (2008) Estudo do metabolismo do colesterol anóxico e óxico por Sterolibacterium Denitrificans. J. Bacteriol. 190:905-914.

Chow C, Cardona M, Raju PK, Inegar S, Sukumar A, Raju R, Colman S, Madhav P, Redddy K S, Celer Major D e Neal B (2007) Doenças cardiovasculares e fatores de risco entre 345 adultos na Índia rural - The Andra Iniciativa Rural do Coração de Pradesh Inj J Cardiol 116: 180-185

Chow CK, Naidu S, Raju K, Raju R, Joshi R, Sullivan D, Celerajer D S e Neal B C (2008) Lipídios, adiposidade e anormalidades metabólicas significativas entre 4.535 indianos de uma região em desenvolvimento de Andra Pradesh. Aterosclerose 196:943-952

Cooper-Dehoff, RM, Gong Y, Handberg, EM (2010) Controle rigoroso da pressão arterial e resultados cardiovasculares entre pacientes hipertensos com diabetes e doença arterial coronariana. JAMA 304:60-61.

Cushman, WC, Evans, GW, et al. Efeitos do controle intensivo da pressão arterial no diabetes mellitus tipo 2 2010. N Engl J Med 362:1574-1575.

Danaei G, Ding EL, Mozaffarian D, Taylor B, Rehm J, et Al. (2009) As causas evitáveis de morte nos Estados Unidos: avaliação comparativa de risco de fatores de risco dietéticos, de estilo de vida e metabólicos. Plos Med 6(4): 100-158.

Dodani S, Kaur R, Reddy S, Reed G C e Mohammad N (2008) Podem Disfuncionar o HDL - Explicar o Alto Risco de Doença Arterial Coronariana no Sul da Ásia.

Durrington, P (2003). "Dislipidemia". A Lanceta 362:717-31.

Edelson E (2007) Colesterol bom, quebra-cabeça ruim no Rxpress The Indian Express, 25 de agosto

Fayed E O, Sultan NI, Zedan MA e Baraka A E (2009) Efeito hipocolesterolêmico de fórmulas probióticas de leite infantil em modelo de ratos. Jornal Egípcio de Ciência de Laticínios 37:210-213.

Frayn, K. e Stanner, S. (2005). Doenças Cardiovasculares: Dieta, Nutrição e Fatores de Risco Emergentes - O Relatório da Força-Tarefa da British Nutrition Foundation. Oxford: Wiely-Blackwall.

Gardiner G E, Heinemann C, Baroja M L (2002) Administração oral da combinação probiótica Lactobacillus Rhamnosus GR-1 e L. Fermentum RC-14 para aplicação intestinal humana International Dairy 55(2): 243-251.

Gulati S,Sekhon AS,Goel NK,Sharma MK (2004) Um estudo comparativo de fatores de risco na doença coronariana no distrito de Patiala,Indian J Prev Soc Med 35(3- 4):163-167.

Hadaegh, F., Harati, H., Ghanbarian, A. & Azizi, F. (2009) Prevalência de doença coronariana entre adultos de Teerã: estudo de lipídios e glicose de Teerã. Jornal de Saúde do Mediterrâneo Oriental, 15(1): 157-166.

Hatmi, Z., Tahvildari, S., Motlag, A. G. & Kashani, A. S. (2007) Prevalência de fatores de risco para doença arterial coronariana no Irã: uma pesquisa baseada na população. Distúrbios Cardiovasculares BMC 7:231-233.

Hsia J, Rodabough RJ, Manson JE (2010). Avaliação do Grupo de Pesquisa da Iniciativa de Saúde da Mulher das Diretrizes de Prevenção de Doenças Cardiovasculares da American Heart Association para Mulheres. Resultados Circ Cardiovasc Qual 3: 128¬134.

Indrayan A (2006). Previsão de casos de doenças vasculares e mortalidade associada na Índia. Relatórios da Comissão Nacional de Macroeconomia e Saúde. Ministério da Saúde e Bem-Estar Familiar,

Jafar T H, Jafary F H, Jessani Sand Chaturvedi N (2005) Epidemia de doenças cardíacas no Paquistão: mulheres e homens em risco igual. American Heart Journal 150(2):221-226.

Jafari A A, Larijani B, Majd HA, Tahbaz F (2009) Efeito de redução do colesterol do iogurte probiótico em comparação com o iogurte comum em indivíduos com hipercolesterolemia leve a moderada Ann Nutr Metab 54:22-27

James W. Anderson, FACN, Cyril WC Kendall, FACN e David JA Jenkins, FACN (2003) Importância do controle de peso no diabetes tipo 2: revisão com meta-análise de estudos clínicos. Jornal do Colégio Americano de Nutrição 22(5):331-339.

Jenkins DJ, Kendall CW, Augustin LS, e outros. (2010) Índice Glicêmico: Visão Geral das Implicações na Saúde e na Doença. Sou J Clin Nutr; 76: 266-273.

Joana (2009). A definição de doença cardíaca - Www.Streetdirectory.Com/ Travel_Guide/27412/Medical-Conditions/ The-Definition-Of-Heart-Disease.

Kadooka Y, Sato M, Imaizumi K, Ogawa A, Ikuyama K, Akai Y, Okano M, Kagoshima M e Tsuchida T (2010) Regulação da adiposidade abdominal por probióticos (Lactobacillus Gasseri SBT2055) em adultos com tendências obesas em um ensaio clínico randomizado . Jornal Europeu de Nutrição Clínica 64:636-643

Kavitha R e Kameswaran (2007) Efeito da suplementação de produtos lácteos fermentados contendo Lactobacillus Sporogens, Lactobacillus Bulgaricus e Streptococcus Thermophilus no perfil lipídico sérico de indivíduos hipercolesterolêmicos. Ind JNutr Dieta 44: 26-68

Khosla I (2007a) Açúcar com uma pitada de sal. Em Corpo + Mente, The Indian Express, 16 de dezembro.

Khosla I (2008) Corte calorias, adicione anos. Em Body+Mind, The Indian Express, 2 de abril.

Kozhikode (2007) Doença cardíaca, um motivo de preocupação na Índia: notícias de especialistas.

Webindia123.Com/Newslar_Showdetails. Asp?Id=711281000&Cat= &N_Date=20071128-55k.

Ljungh A, Wadstrom T (2006) "Bactérias do ácido láctico como probióticos". Curr Issues Intest Microbiol 7 (2): 73-89

Lloyd-Jones, Adams R, Carnethon M (2007) Circulation-Am Heart Assoc

Estatísticas de doenças cardíacas e derrames - atualização de 2007. Um relatório do Comitê de Estatísticas da American Heart Association e do Subcomitê de Estatísticas de AVC.

Lye HS, Rusul G, Liong MT. Remoção do colesterol por lactobacilos por meio da incorporação e conversão em coprostanol 2010. J. Dairy Sci.93:1383-1392.

Mann GV (1977) Um fator no iogurte que reduz a colesteromia no homem. Aterosclerose, 26: 335-340.

Nabipour, I., Amiri, M., Imami, SR & Et Al. (2007) A síndrome metabólica e a doença cardíaca isquêmica não fatal: um estudo de base populacional. Internacional J. De Cardiologia 118: 48-53.

Instituto Nacional de Saúde (2010) Http://Hp2010.Nhlbihin.Net/Cholmonth/

Nguyen TDT, Kang JH, Lee MS (2007) Caracterização de Lactobacillus Plantarum PH04, uma potencial bactéria probiótica com efeitos redutores do colesterol. Internacional J. Microbiol Alimentar. 113:358-361.

Ooi Lay-Gaik e Liong Min-Tze (2010). Efeitos de probióticos e prebióticos na redução do colesterol: uma revisão das descobertas in vivo e in vitro Int J Mol Sci. 11(6): 2499-2522.

Pandove G (2007) Preparação de bebidas autocarbonatadas com baixo teor de álcool a partir de cenoura e suas misturas. Mestrado Tese da Universidade Agrícola de Punjab, Ludhiana.

Parvez S, Malik KA, Ahkang S e Kim HY (2006) Probióticos e seus produtos alimentícios fermentados são benéficos para a saúde. Journal Of Applied Microbiology 100: 1171-85.

Pawan R e Bhatia A (2007) Imunomodulação sistemática e hipocelesterolênica por probióticos dietéticos: um estudo clínico. Jornal de pesquisa clínica e diagnóstica 6: 467-475.

Pesic M (2007) Algumas maneiras pelas quais a obesidade e as doenças cardíacas estão relacionadas. Ciências da Saúde J 3(5): 220-223.

Powel D (2009) Notícias: A mutação da doença cardíaca transportada por 60 milhões.

Rao, CV, Sanders M E, Indranie C, Simi B e Reddy B S (1999) Prevenção de lesões pré-neoplásicas do cólon pelo probiótico Lactobacillus Acidophilus NCFM em ratos F344. Jornal Internacional de Oncologia 14: 939-944.

Rapini, RP, Bolognia JL, Jorizzo JL (2007). Dermatologia 2:1415-1416.

Sanders ME, Akkermans MA, Haller D, Hammerman C, Heimbach J, Hormannsperger G (2010) Avaliação de segurança de probióticos para uso humano. Landes Bioscience 1(3): 164-185.

Sanders, ME (1999) Probióticos: uma publicação do painel de especialistas em segurança alimentar e nutrição do Institute Of Food Technologists. Tecnologia de Alimentos 53: 67-77.

Schuize PM e Hu K (2007) Índice de massa corporal e saúde entre a população trabalhadora - dados epidemiológicos da Bélgica. Eur J Saúde Pública 9:119-23.

Shah NP (2001) Alimentos Funcionais de Probióticos e Prebióticos. Tecnologia Alimentar 55: 46-53.

Escudos, C; Shields, J (2008) Tumores de pálpebra, conjuntiva e orbital: Atlas e livro didático. Hagerstown, Maryland: Lippincott Williams & Wilkins Pp7-29.

Singh SP e Sen P (2003) Doença coronariana: o cenário em mudança. Indiano JPrev Soc Med34: 74-80.

Stein R (2008) Barriga Grande? CUIDE DA SUA CABEÇA. In Express, The Indian Express, 29 de março.

Stranges S, Joan M D, Richard P D, Richard W B, Jo LF, Kathleen MH e Maurizio T (2008) Oxidação, diabetes tipo 2 e doença coronariana: uma interação complexa. Cuidados com Diabetes 31:1864-

Survarna VC e Boby VU (2005) Probióticos na saúde humana. Uma avaliação atual Current Science 88(11): 1744-1748.

Tanaka-Azuma, Matsumura Y, Masuda A, Saito K, Koikeda M, Yamada T, Nippon T e Shokuhin Kogaku Kaishi (2009) Efeito hipocolesterolêmico de Lactobacillus Paracasei NLB163 isolado de Funazushi em seres humanos. Jornal da Sociedade Japonesa de Ciência e Tecnologia de Alimentos 56 (3): 184-190.

US Probiotics.Org (2006) Probióticos e princípios básicos. http://www. Usprobiotics.Org/Basics

OMS (2003) Relatório sobre dieta, nutrição e prevenção de doenças crônicas de uma consulta conjunta de especialistas da OMS/FAO, Genebra, Suíça.

OMS (2008) http://www. Who.Int/Cvd/En (Http://Www.Whoindia.Org/EN/Section102/Section201_888.Htm). (Http://www.Sciencedirect.Com)

OMS (2009) Cardiovascular Diseasefact Sheet N°317, Genebra, Suíça, setembro de 2009. Disponível em: Http://Www.Who.Int/Mediacentre/Factsheets/Fs317/En/Print.Html.

Xiao JZ, Kondo S, Takahashi N, Mijaji A, Oshila K, Hiramatsu A, Iwatsuki K, Kokubo S e Hesona A (2003) Efeitos de produtos lácteos fermentados por Bifidobacterium Longum em lipídios sanguíneos em ratos e adultos saudáveis voluntários do sexo masculino. J Dairy Science 86: 2452-61.

Yegammai C e Jose J (2007) Perfil lipídico de lacto-vegetarianos selecionados, pisco-vegetarianos

Zech LA Jr, Hoeg JM (2008) "Correlacionando o arco corneano com a aterosclerose na hipercolesterolemia familiar". Saúde dos lipídios Dis 7: 7-8.

Zhang F, Hang X, Fan X, Li G, Yang H. (2007) Procedimento de seleção e otimização de simbiótico para remoção de colesterol. Anaeróbio 13:185-192.

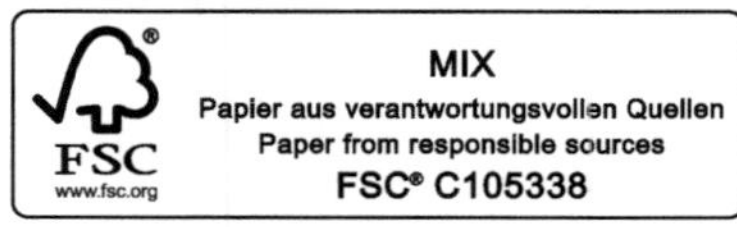

Printed by Books on Demand GmbH, Norderstedt / Germany